高级卫生专业技术资格考试用书

临床医学检验学全真模拟试卷与解析

（副主任医师/主任医师）

全真模拟试卷

英腾教育高级职称教研组　编写

中国健康传媒集团
中国医药科技出版社

题型说明

一、单选题：**每道试题由 1 个题干和 5 个备选答案组成，题干在前，选项在后。选项 A、B、C、D、E 中只有 1 个为正确答案，其余均为干扰选项。**

例：人或动物体内代表个体特异性的能引起强烈而迅速排斥反应的抗原系统称为

  A. 组织相容性抗原

  B. 移植抗原

  C. 白细胞抗原

  D. 主要组织相容性抗原系统

  E. 主要组织相容性复合体

  答案：D

  解析：主要组织相容性抗原系统不仅在临床上与器官移植的排斥反应有关，更重要的生理功能是参与介导有抗原呈递细胞存在的特异性免疫应答，能引起强烈而迅速的排斥反应。

二、多选题：每道试题由 1 个题干和 5 个备选答案组成，题干在前，选项在后。选项 A、B、C、D、E 中至少有 2 个正确答案。

例：目前对于急性白血病的分型包括

  A. 免疫学分型

  B. 分子生物学分型

  C. 细胞遗传学分型

  D. 组织学分型

  E. 形态学分型

  答案：ABCE

  解析：急性白血病是最常见的血液系统肿瘤，严重危害人类的生命健康。其实验诊断以显微镜下的细胞形态学检查为基础，结合免疫学、细胞遗传学和分子生物学等技术进行分型、分期，以协助观察疗效和判断预后。

三、共用题干单选题：以叙述一个以单一病人或家庭为中心的临床情景，提出 2 ~ 6 个相互独立的问题，问题可随病情的发展逐步增加部分新信息，每个问题只有 1 个正确答案，以考查临床综合能力。答题过程是不可逆的，即进入下一问后不能再返回修改所有前面的答案。

例：某校，中午在食堂就餐的大部分同学发生呕吐，腹痛，腹泻。卫生部门对该食堂就餐环境及餐具进行调查后发现无异常，仅见厨师手背有化脓性感染病灶。

1. 导致此次食物中毒最可能的致病菌是

  A. 猪霍乱弧菌

  B. 大肠埃希菌

  C. 金黄色葡萄球菌

  D. 化脓性链球菌

  E. 铜绿假单胞菌

  答案：C

  解析：金黄色葡萄球菌常引起疖、痈或外科伤口、创伤的局部化脓性感染，播散入血后可引起深部组织的化脓性感染。其产生的肠毒素可引起食物中毒，表现为急性胃肠炎。

2. 金黄色葡萄球菌的鉴定主要依赖于

  A. 血浆凝固酶试验

  B. 血清凝集试验

  C. 杆菌肽试验

  D. IMViC 试验

  E. 氧化发酵试验

答案：A

解析： 血浆凝固酶是金黄色葡萄球菌所产生的一种与其致病力有关的侵袭酶，检测该酶的试验可作为鉴定金黄色葡萄球菌的一个重要指标。

四、案例分析题：每道案例分析题至少 3～12 问。每问的备选答案至少 6 个，最多 12 个，正确答案及错误答案的个数不定。考生每选对一个正确答案给 1 个得分点，选错一个扣 1 个得分点，直至扣至本问得分为 0，即不含得负分。案例分析题的答题过程是不可逆的，即进入下一问后不能再返回修改所有前面的答案。

例：患者女，54 岁，1 个月前无明显诱因感到乏力，食欲减退，无恶心呕吐；5 天前出现胸痛、咳嗽、咳痰，偶有痰中带血，伴发热、夜间盗汗。无外伤手术史，家人有结核病史。

1. 初步怀疑为结核分枝杆菌（TB）感染，下面哪种检测方法兼有阳性率和特异性高及时间最短的特点
   A. 痰涂片检查
   B. 痰培养
   C. 结核菌素试验
   D. 血清 TB 抗体检查
   E. TBDNA 分子荧光定量 PCR 检测
   F. X 线检查

   答案：E

   解析： 分子诊断技术的应用可兼顾题干要求，是结核感染的诊断出现的一个质的飞越；其他方法存在检测时间长或阳性率低或特异性低等缺陷。

2. 提示内容：经 PCR 方法和胸部 X 线等临床检查，鉴定为 TB 感染所致的肺结核，故进行 TB 耐药性鉴定。所针对利福平抗性检测的靶基因是
   A. rpoA   B. rpoB
   C. rpoC   D. rpoD

   E. rpoE   F. rpoF

   答案：B

   解析： 利福平是抗结核治疗的关键药物，对该药产生耐药性的分子基础是 RNA 聚合酶的改变，突变主要集中于 rpoB 基因的 81bp 区域。

3. TB 分子检测的常用方法有
   A. PCR
   B. DNA 芯片
   C. 竞争性 PCR
   D. 结核菌素试验
   E. 分子杂交
   F. FQ – PCR

   答案：ABCEF

   解析： 结核菌素试验并非分子诊断手段。

4. 关于 TB DNA 检测技术，说法正确的是
   A. 比痰涂片检查的阳性率高
   B. 并不能区分 TB 与其他分枝杆菌
   C. 痰或支气管灌洗液 TB DNA 检测可辅助诊断肺结核病
   D. 辅助 TB 感染的分子流行病学调查、疫情监控和抗结核治疗的疗效评价
   E. 对 TB 耐药性检测只能针对利福平抗性检测
   F. 准确率不如培养法

   答案：ACD

   解析： TB 的 DNA 检测技术克服了 TB 培养时间长、痰涂片检查阳性率低，提高了临床检测的阳性率和准确率，能快速、早期诊断 TB 感染；能区分 TB 与其他分枝杆菌；可进行 TB 感染的分子流行病学调查、疫情监控和抗结核治疗的疗效评价；通过菌株耐药性检测有利于临床制订相应的治疗方案；它的准确率也很高，且比培养法耗时少。

目 录

全真模拟试卷（一）

一、**单选题：每道试题由 1 个题干和 5 个备选答案组成，题干在前，选项在后。选项 A、B、C、D、E 中只有 1 个为正确答案，其余均为干扰选项。**

1. 判断代偿性呼吸性碱中毒的指标是
   A. 血浆 pH 正常，HCO_3^- 下降，PCO_2 下降
   B. 血浆 pH 正常，HCO_3^- 升高，PCO_2 下降
   C. 血浆 pH 下降，HCO_3^- 下降，PCO_2 升高
   D. 血浆 pH 正常，HCO_3^- 下降，PCO_2 升高
   E. 血浆 pH 正常，HCO_3^- 升高，PCO_2 升高

2. 患儿男，1 岁，因抽搐入院。上呼吸道感染 2 天，昨夜发热，嗜睡。查体示颈项强直，体温 40℃，WBC $17 \times 10^9/L$。腰穿检查示脑脊液细胞数 $4 \times 10^9/L$，中性粒细胞占 88%。诊断为细菌性脑膜炎，细菌培养时发现在预加的金黄色葡萄球菌落周围生长旺盛，革兰（G）染色示 G^- 杆菌，所感染的细菌可能是
   A. 肺炎克雷伯菌
   B. B 群链球菌
   C. D 群链球菌
   D. 流感嗜血杆菌
   E. 肺炎链球菌

3. 环孢素 A 治疗自身免疫性疾病的机制是
   A. 抑制 IL-2 基因的转录
   B. 抑制 CD28 的表达
   C. 阻断抗原和抗体的结合
   D. 抑制抗原提呈
   E. 降低自身抗原含量

4. 火箭电泳是一种
   A. 定向加速度的单向扩散实验
   B. 定向的单向扩散实验
   C. 不定向加速度的沉淀实验
   D. 定向加速度的沉淀实验
   E. 区带电泳

5. Ⅰ 型超敏反应常用的皮肤试验是
   A. 挑刺试验
   B. 斑贴试验
   C. PPD 试验
   D. SK-SD 皮肤试验
   E. OT 试验

6. 不受高浓度葡萄糖、尿素或造影剂影响的比重测定方法是
   A. 折射仪法　　　　B. 干化学试带法
   C. 尿比重计法　　　D. 超声波法
   E. 称量法

7. RAEB 为骨髓增生异常综合征的
   A. 慢性粒-单核细胞白血病
   B. 环形铁粒幼细胞难治性贫血
   C. 转化中的原始细胞过多难治性贫血
   D. 原始细胞过多难治性贫血
   E. 难治性贫血

8. 不参与Ⅰ 型超敏反应的细胞是
   A. 中性粒细胞　　　B. B 淋巴细胞
   C. 肥大细胞　　　　D. 嗜酸性粒细胞
   E. 嗜碱性粒细胞

9. 黏膜免疫系统接受抗原多是经由
   A. 血液　　　　　　B. 扁平上皮细胞

C. 淋巴　　　　　　D. 巨噬细胞

E. 单核细胞

10. 只依据 CD7 抗原不能诊断 T – ALL，原因是有的遗传学标志有

A. CD7 与部分 B 淋巴细胞有交叉

B. 对 CD7 的检测不敏感

C. CD7 在 T 淋巴细胞的发育过程中出现较晚

D. CD7 在 T 淋巴细胞的发育过程中出现早，但消失也早

E. CD7 与急性髓系白血病（急性髓细胞性白血病）有 5% ~ 10% 的交叉反应

11. 在醋酸纤维膜上可以分出 5 条主要蛋白质区带，从正极端起顺序为

A. α_1 – 球蛋白、α_2 – 球蛋白、白蛋白、β – 球蛋白和 γ – 球蛋白区带

B. 白蛋白、α_1 – 球蛋白、α_2 – 球蛋白、γ – 球蛋白区带和 β – 球蛋白

C. α_1 – 球蛋白、白蛋白、α_2 – 球蛋白、β – 球蛋白和 γ – 球蛋白区带

D. 白蛋白、α_1 – 球蛋白、α_2 – 球蛋白、β – 球蛋白和 γ – 球蛋白区带

E. γ – 球蛋白区带、β – 球蛋白、α_2 – 球蛋白、α_1 – 球蛋白和白蛋白

12. 凝胶过滤层析分离物质的基础是利用

A. 各组分分子的大小不同

B. 各组分溶解度的不同

C. 各组分的带电荷的不同

D. 各组分沉降率的不同

E. 各组分密度的不同

13. 对革兰阴性杆菌，出现下列哪种特征，可怀疑为非发酵菌

A. 动力阴性　　　B. 发酵葡萄糖

C. 氧化酶阳性　　D. 触酶阳性

E. 氧化利用麦芽糖

14. 下列哪种病毒与卡波西肉瘤有关

A. 柯萨奇病毒

B. 人疱疹病毒 – 8

C. 鼻病毒

D. 乙型肝炎病毒

E. 甲型肝炎病毒

15. 有关热原质叙述错误的是

A. 是多数革兰阴性菌少数革兰阳性菌合成代谢产物

B. 是革兰阴性菌细胞壁中的脂多糖

C. 注入人、动物体可引起发热

D. 在 121℃ 20 分钟时可被处理破坏

E. 可经吸附剂、石棉滤板除掉

16. 下列哪项不是羊水检查的适应证

A. 父母想确定胎儿性别

B. 既往有不明原因的流产、早产或死胎史

C. 夫妇双方或一方有染色体异常

D. 高危妊娠有引产指征

E. 检查胎儿有无宫内感染

17. 关于粪便标本的采集，错误的是

A. 只需采集指头大小的粪便

B. 清洁防水纸盒为较理想容器

C. 留取晨便

D. 应挑取有黏液或血便部分检查

E. 需做细菌培养时，应置无菌试管送检

18. 关于 Rh 血型的叙述错误的是

A. 红细胞膜含有 D 抗原的是 Rh 阳性

B. Rh 阳性人血中含有抗 D 抗体

C. Rh 阳性者再次接受阳性输血时会发生凝集反应

D. Rh 阴性母亲再次孕育 Rh 阳性胎儿时可能发生新生儿溶血

E. Rh 血型系统的抗体为获得性免疫抗体

19. 尿量增多且尿比重增加见于下列哪种疾病
    A. 糖尿病
    B. 尿崩症
    C. 急性肾小球肾炎
    D. 慢性肾衰竭
    E. 重症肝病

20. 正常情况下，既可出现在骨髓中，也可出现于外周血中的粒细胞是
    A. 幼稚浆细胞　　B. 早幼粒细胞
    C. 中幼粒细胞　　D. 晚幼粒细胞
    E. 杆状核粒细胞

21. 肾功能正常被检测者，常规尿干化学检测出现尿糖阳性，最低血糖水平可能为
    A. 6.43mmol/L　　B. 7.62mmol/L
    C. 7.27mmol/L　　D. 8.88mmol/L
    E. 5.87mmol/L

22. 从功能考虑，造血微环境影响造血作用最重要的因素为
    A. 血管　　　　　B. 巨噬细胞
    C. 神经　　　　　D. 酸性黏多糖
    E. 基质

23. 急性早幼粒细胞白血病的分化诱导剂治疗，通常首选下列哪一种
    A. 13 – 顺式维 A 酸
    B. 全反式维 A 酸
    C. DA 方案
    D. 骨化三醇
    E. 小剂量阿糖胞苷

24. 患者男，46 岁，发热、咳嗽 10 日余。查体：体温 38.5℃，脉搏 105 次/分，全身浅表淋巴结未触及，牙龈肿胀，可见皮肤散在瘀点、瘀斑；实验室检查：白细胞 6×10^9/L，镜下可见恶性淋巴细胞，骨髓涂片示异常幼稚细胞

40%，POX（－），SB（－），氯乙酸 AS – D 萘酚酯酶（－），α – NBE（＋）且不被 NaF 抑制。最可能的诊断是
    A. 急性淋巴细胞白血病
    B. 急性粒细胞白血病
    C. 急性单核细胞白血病
    D. 急性红白血病
    E. 组织细胞白血病

25. 患者男，50 岁，因不明原因剧烈头痛就医。脑脊液检查：外观清晰，蛋白质定性（＋），葡萄糖 3.0mmol/L，氯化物 125mmol/L，白细胞数 5×10^9/L，分类以淋巴细胞为主，未见细菌。此结果最不符合以下哪一项
    A. 脑肿瘤　　　　B. 脑脊髓梅毒
    C. 化脓性脑膜炎　D. 病毒性脑膜炎
    E. 流行性乙型脑炎

二、多选题：每道试题由 1 个题干和 5 个备选答案组成，题干在前，选项在后。选项 A、B、C、D、E 中至少有 2 个正确答案。

26. 血象中出现幼稚粒细胞的疾病有
    A. 类白血病反应
    B. 急性白血病
    C. 骨髓纤维化
    D. 骨髓增生异常综合征
    E. 再生障碍性贫血

27. 关于经典放射免疫分析系统，叙述正确的是
    A. 与抗体结合的标记抗原量不取决于它与抗体间的亲和力大小
    B. 反应结束时，游离标记抗原含量与未标记抗原呈反比
    C. 待测抗原的含量，可通过剂量 – 反应曲线查得
    D. 未标记抗原、标记抗原竞争与抗体

结合

E. 标记抗原和未标记抗原的化学量大于抗体的分子结合容量

28. 餐后 2 小时尿适于做
   A. 尿糖测定
   B. 尿蛋白定性试验
   C. 尿胆原定性试验
   D. 尿有形成分计数
   E. 管型计数

29. 骨髓增生性疾病包括下列哪些疾病
   A. 真性红细胞增多症
   B. 原发性血小板增多症
   C. 骨髓纤维化
   D. 骨髓增生异常综合征
   E. CML

30. 用于诊断肝脏疾病的酶有
   A. AST   B. ALP
   C. ALT   D. CK
   E. TP

31. 属于染色体结构异常的是
   A. 缺失   B. 随体
   C. 嵌合体   D. 环状染色体
   E. 等臂染色体

32. 对脑脊液的正确描述是
   A. 脑脊液是细胞内液
   B. 不同年龄阶段，脑脊液的量可不同
   C. 脑脊液中纤维蛋白原增加时可形成薄膜
   D. 蛛网膜下腔陈旧性出血时，脑脊液离心后上清液呈红色
   E. 正常情况下，补体、抗体均不能通过脉络丛

33. 血栓与止血检测的主要范围包括
   A. 血管壁   B. 血小板
   C. 凝血与抗凝   D. 纤溶系统
   E. 血液流变

34. 自身免疫性疾病的特点有
   A. 以女性多见，有遗传倾向
   B. 病程较长，迁延反复，易伴发恶性肿瘤
   C. 大多病因不明
   D. 受损部位往往出现免疫炎症
   E. 应用免疫抑制药物治疗有一定疗效

35. 属于革兰阴性厌氧球菌的是
   A. 韦荣球菌   B. 消化球菌属
   C. 巨球菌属   D. 氨基酸球菌属
   E. 消化链球菌

36. 专性细胞内寄生的病原微生物是
   A. 支原体   B. 衣原体
   C. 螺旋体   D. 立克次体
   E. 结核分枝杆菌

37. 克服某些试剂不稳定引起的误差可以采用
   A. 双波长法
   B. 单试剂法
   C. 双试剂单波长一点法
   D. 双试剂两点法
   E. 终点法

38. 肝昏迷的生化指标改变包括
   A. 血清尿素升高
   B. 血清胆红素显著升高
   C. 支链氨基酸含量升高
   D. 多巴胺升高
   E. 芳香族氨基酸含量升高

39. 关于肿瘤的逃逸机制，下列哪些正确
   A. 肿瘤细胞表面 MHC Ⅰ 或 Ⅱ 类分子缺失
   B. 封闭因子的作用
   C. 瘤细胞抗原缺乏激发机体免疫应答所必需的成分
   D. 宿主免疫功能低下
   E. 肿瘤细胞抗原诱发免疫耐受

40. NK 细胞活性降低可见于
    A. 中晚期肿瘤患者
    B. 心肌炎等感染性疾病
    C. 免疫缺陷症 Chediak – Higashi 综合征
    D. 肺结核
    E. 白血病

41. 诊断细菌性阴道病的指标包括
    A. 均质、稀薄的白带
    B. 线索细胞
    C. 胺试验阳性
    D. 阴道 pH > 4.5
    E. 挖空细胞

42. 外阴阴道假丝酵母菌病的特征不包括
    A. 阴道分泌物为白色，豆腐渣样
    B. 阴道 pH > 4.5
    C. 胺试验阳性
    D. 显微镜检查见芽生孢子及假菌丝，少量白细胞
    E. 所有患者阴道分泌物均增多

43. 对于 3P 试验的叙述，以下正确的是
    A. 在 DIC 各期均呈阳性
    B. 在 DIC 晚期可以呈阴性
    C. 原发性纤溶亢进，一般呈阳性
    D. 继发性纤溶亢进，一般呈阳性
    E. 必须在 FM 和 FDP 同时存在时才可能呈阳性

44. 血管性血友病的筛选试验是
    A. 多聚体分析
    B. 交叉免疫电泳
    C. APTT
    D. FⅧ：C
    E. 血小板黏附试验

45. 血气分析标本如果接触了空气，则
    A. PCO_2 下降
    B. PCO_2 升高
    C. pH 下降
    D. pH 升高
    E. 不能确定

三、共用题干单选题：以叙述一个以单一病人或家庭为中心的临床情景，提出 2 ~ 6 个相互独立的问题，问题可随病情的发展逐步增加部分新信息，每个问题只有 1 个正确答案，以考查临床综合能力。答题过程是不可逆的，即进入下一问后不能再返回修改所有前面的答案。

(46 ~ 48 共用题干)

患者女，25 岁，因乏力、面色苍白半个月前来就诊。曾在基层医院诊断为贫血并进行治疗。发病以来无发热、关节痛、脱发等，进食和睡眠稍差，大便正常。查体：T 36.5℃，P 96 次/分，R 16 次/分，BP 110/70mmHg，贫血貌，无皮疹和出血点，全身浅表淋巴结未触及，巩膜轻度黄染，心肺无异常，腹平软，肝未及，脾肋下 2cm。实验室检查：Hb 70g/L，RBC 2.2 × 10^{12}/L，Hct 0.21，RDW 17.8%。

46. 根据上述实验室检查结果，可初步判断此患者为
    A. 小细胞低色素性贫血
    B. 单纯小细胞贫血
    C. 大细胞贫血
    D. 正细胞贫血
    E. 红细胞增多症

47. 假设信息：WBC 8.8 × 10^9/L，N 75%，L 22%，M 3%，PLT 240 × 10^9/L；外周血涂片镜检可见 10 个有核红细胞/100WBC，网织红细胞18%；尿常规检查：除尿胆原（+ +）外均阴性。大便常规（ – ），隐血（ – ）。该患者诊断应首先考虑
    A. 再生障碍性贫血

B. 缺铁性贫血

C. 恶性贫血

D. 巨幼细胞贫血

E. 溶血性贫血

48. 患者初步诊断为遗传性球形红细胞增多症，下列最有价值的试验是

    A. 血红蛋白电泳

    B. 红细胞渗透脆性试验

    C. Ham 试验

    D. Coombs 试验

    E. Rous 试验

(49～53 共用题干)

    患者男，42 岁，因肾衰竭住院，需进行肾移植。

49. 移植前需进行何种检查以预防超急性排斥反应的发生

    A. HLA 血清学定型试验

    B. HLA 细胞学定型试验

    C. PHA 激发淋巴细胞转化试验

    D. 淋巴细胞交叉毒性试验

    E. 淋巴细胞亚群检测

50. 该患者移植 3 周后发现腰胀痛、排尿量减少，怀疑为

    A. 宿主抗移植物反应

    B. 急性排斥反应

    C. 超急性排斥反应

    D. 慢性排斥反应

    E. 血管缝合不佳

51. 该患者排斥反应的本质为

    A. Ⅰ 型超敏反应

    B. Ⅱ 型超敏反应

    C. Ⅲ 型超敏反应

    D. Ⅳ 型超敏反应

    E. Ⅴ 型超敏反应

52. 此时进行细胞学检测，可发现

    A. T 细胞升高，$CD4^+/CD8^+$ 比值升高

B. T 细胞下降，$CD4^+/CD8^+$ 比值下降

C. T 细胞升高，$CD4^+/CD8^+$ 比值下降

D. T 细胞下降，$CD4^+/CD8^+$ 比值正常

E. T 细胞升高，$CD4^+/CD8^+$ 比值正常

53. 患者用免疫抑制剂后缓解。若长期使用，最常见的副作用是

    A. 药物中毒

    B. 诱发移植物抗宿主反应

    C. 过敏反应

    D. 肿瘤发生率和病毒感染率增高

    E. 自身免疫性疾病发病率增高

(54～56 共用题干)

    患儿男，11 岁，近 1 个月来双腿膝关节经常出现不明原因的红、肿、疼痛，无皮肤瘀点和牙龈出血现象。2 日前，因剧烈活动后，右膝关节疼痛加剧、肿胀明显、行走困难就诊。X 线检查：右膝关节腔内有纤维组织增生和大量积液；穿刺示血性液体。患儿外祖母为血友病 A 患者。

54. 下列哪项试验为该患儿首选的筛检试验

    A. PT（凝血酶原时间）

    B. TT（凝血酶时间）

    C. BT（出血时间）

    D. APTT（活化部分凝血活酶时间）

    E. 血块收缩时间

55. 该患儿拟诊为血友病 A，下列哪组纠正试验可以确诊

    A. 正常血清能纠正，硫酸钡吸附血浆不能纠正

    B. 正常血清和正常新鲜血浆都能纠正

    C. 正常新鲜血浆不能纠正

    D. 硫酸钡吸附血浆能纠正，正常血清不能纠正

    E. 正常血清和硫酸钡吸附血浆都能纠正

56. 该患儿疾病与血管性血友病进行鉴别

诊断时，下列哪项试验是最重要的

    A. PT

    B. CT

    C. 复钙交叉试验

    D. BT

    E. vWF 抗原或结构检测

（57～58 共用题干）

    患者男，32 岁，在拉萨工作 12 年。外周血检查结果：RBC 6.5×10^{12}/L，HB 190g/L，Hct 0.65。

57. 按常规操作进行外周血涂片，最可能出现

    A. 血膜分布不均 B. 血膜过厚

    C. 血膜过长   D. 血膜过窄

    E. 血膜过薄

58. 为得到满意结果，涂片时应注意采用

    A. 小血滴，大角度，慢速推片

    B. 大血滴，大角度，慢速推片

    C. 大血滴，大角度，快速推片

    D. 小血滴，小角度，慢速推片

    E. 大血滴，小角度，快速推片

（59～60 共用题干）

    患儿男，8 岁，发热，烦躁 3 天，对风、声音和光刺激敏感。不能进食、饮水。T 39℃，P 110 次/分，神志清楚，呈极度恐怖状，声嘶，流涎，饮水甚至听到水声即引起咽肌强烈痉挛。2 个月前右手曾被狗咬伤。

59. 本例患儿最可能的临床诊断是

    A. 白喉   B. 散发性脑炎

    C. 狂犬病   D. 破伤风

    E. 脊髓灰质炎

60. 对于患儿的处理，不妥当的是

    A. 禁用镇静剂以避免呼吸抑制

    B. 保持患儿安静

    C. 维持水、电解质平衡

    D. 单室严格隔离患儿

    E. 脑水肿时给予脱水剂

（61～62 共用题干）

    患儿男，8 岁，贫血 3 年，Hb 70g/L。体检：贫血貌，心尖区有收缩期杂音 2/6 级，脾肋下 2cm。祖籍广西，母亲有贫血史。

61. 若怀疑为溶血性贫血，下列不支持诊断的实验室检查是

    A. 尿胆原（＋）

    B. 尿胆红素（＋）

    C. 尿含铁血黄素（＋）

    D. 血清总胆红素（＋）

    E. 血清结合珠蛋白↓

62. 若患儿红细胞渗透脆性试验正常，则进一步应选择的检查是

    A. 骨髓涂片检查

    B. 血红蛋白电泳

    C. 葡萄糖－6－磷酸脱氢酶活性测定

    D. 抗人球蛋白试验

    E. 酸化血清溶血试验

（63～65 共用题干）

    黏附分子也是一类具有免疫调节活性的分子，黏附分子家族庞大，目前发现的黏附分子基因有近百种，常见的黏附分子有 ICAM、VCAM、E－选择素、白细胞内皮细胞黏附分子－1、P－选择素和上皮黏蛋白等。

63. 目前临床最常用检测可溶性黏附分子的方法是

    A. 实时荧光 PCR 方法

    B. 放射免疫测定法

    C. 免疫荧光测定法

    D. 酶免疫组织化学测定

    E. 双抗体夹心 ELISA

64. 这些细胞黏附分子中，参与淋巴细胞和血小板沿血管壁的滚动，从而间接介导淋巴细胞和 T 淋巴细胞在 HEV 归巢的是

A. 细胞间黏附分子－1

B. P－选择素

C. 血管细胞黏附分子－1

D. E－选择素

E. 白细胞内皮细胞黏附分子－1

65. 这些细胞黏附分子中，在未致敏淋巴细胞经 HEV 归巢到外周淋巴结和派氏结合淋巴结过程中起重要作用的是

A. 细胞间黏附分子－1

B. 上皮黏蛋白

C. 血管细胞黏附分子－1

D. E－选择素

E. L－选择素

四、案例分析题：每道案例分析题至少 3～12 问。每问的备选答案至少 6 个，最多 12 个，正确答案及错误答案的个数不定。考生每选对一个正确答案给 1 个得分点，选错一个扣 1 个得分点，直至扣至本问得分为 0，即不含得负分。案例分析题的答题过程是不可逆的，即进入下一问后不能再返回修改所有前面的答案。

(66～68 共用题干)

患者男，30 岁，因发热、腹痛、腹泻、里急后重就诊。便常规：脓血、黏液便，有大量白细胞。

66. 初步判断该患者感染的病原菌是

A. 鼠伤寒沙门菌

B. 肠致病型大肠杆菌

C. 肠产毒型大肠杆菌

D. 霍乱弧菌

E. 痢疾志贺菌

F. 轮状病毒

67. 有关该菌药敏试验的描述，正确的是

A. 第一、第二代头孢菌素和氨基糖苷类抗生素均不应做药敏试验，或者不管体外药敏试验结果如何，均报

告为耐药

B. 一般只选用氨苄西林、一种喹诺酮类药物和磺胺甲噁唑/甲氧苄啶作为常规试验和报告

C. 对于肠道外感染分离的菌株，可做氯霉素敏感性试验

D. 由耐药质粒 R 控制，耐药质粒可在肠道细菌间通过结合等途径互相传递

E. 耐药率不高，通常不需做药敏试验

F. 对氨苄西林、复方新诺明、四环素等药物的耐药率不断上升，并呈现多重耐药现象

68. 关于该细菌的生物学特征，正确的是

A. 氧化酶阳性

B. O/129 不敏感

C. 不发酵葡萄糖

D. 硝酸盐还原试验（＋）

E. 不分解乳糖

F. 动力（＋）

G. 42℃能生长

(69～73 共用题干)

患者女，47 岁。反复出现发热，关节肿痛，全身水肿，蛋白尿，约 6 年。查体：T 38.5℃，BP 180/100mmHg，四肢关节肌肉疼痛，脾肋下 2cm，肝肋下 2cm，双手掌指关节、双膝关节肿胀、压痛，全身水肿。实验室检查：BUN 20.8mmol/L，血钾 6.5mmol/L，血沉 110mm/h，CRP 112mg/L，C3 0.6g/L，尿蛋白（＋＋＋）。X 线示心影向两侧扩大，右侧肋膈角变钝。采用青霉素、链霉素治疗效果不佳。

69. 该患者要考虑的疾病有

A. 急性肾炎

B. 慢性肾炎

C. 系统性红斑狼疮

D. 肾盂肾炎

E. 糖尿病

F. 接触性皮炎

G. 慢性肾衰竭

70. 若要考虑系统性红斑狼疮诊断，应进一步做的实验室检查有

 A. ANA

 B. 抗 dsDNA 抗体

 C. 抗 Sm 抗体

 D. ASO

 E. RF

 F. 抗 SSA 抗体

 G. 狼疮抗凝物

71. 如果 ANA 滴度为 1：16000，抗 dsDNA 抗体阳性，此时 ANA 的荧光图谱通常为

 A. 均质型或斑点型

 B. 斑点型或核膜型

 C. 核仁型或斑点型

 D. 核膜型或核仁型

 E. 均质型或核膜型

 F. 均质型或核仁型

72. 如果还发现抗 Sm 抗体、狼疮抗凝物阳性，则应首先考虑何种疾病所致慢性肾衰竭

 A. 急性肾炎

 B. 慢性肾炎

 C. 系统性红斑狼疮

 D. 皮肌炎

 E. 硬皮病

 F. 强直性脊柱炎

73. 提示：如果进一步检查发现该患者抗心磷脂抗体阳性。抗心磷脂抗体阳性的 SLE 患者与抗心磷脂抗体阴性的患者比较，下列发生率更高的疾病有

 A. 血管炎　　　B. 溶血性贫血

 C. 脑出血　　　D. 脑梗死

 E. 肺炎　　　　F. 中耳炎

(74～79 共用题干)

重度子痫前期患者，41 岁，孕 35 周，BP 160/110mmHg，重度水肿，24 小时尿蛋白 1.6g/L，外周血可见异形红细胞，血小板计数进行性减低（最近测定结果为 $37 \times 10^9/L$），血浆纤维蛋白原进行性减低（2 小时内测定结果 1.2g/L），血浆 D－二聚体水平进行性增高（最近测定结果为 5691ng/ml［FEU］）。

74. 该患者血小板和纤维蛋白原进行性减低的原因是

 A. 血小板消耗性减低

 B. 血小板免疫学破坏

 C. 血小板增殖障碍

 D. 纤维蛋白原消耗性减低

 E. 纤维蛋白原合成减少

 F. 纤维蛋白原质量缺陷

75. 该患者可能存在

 A. 微血管病性血管内溶血

 B. 弥散性血管内凝血

 C. 原发性血小板减少症

 D. 过敏性血小板减少性紫癜

 E. 自身免疫性溶血性贫血

 F. 骨髓增生异常综合征

76. 进一步测定显示，患者血浆抗凝血酶活性显著减低，其原因是

 A. 先天性缺陷

 B. 维生素 K 摄入不足

 C. 合成减少

 D. 消耗性减低

 E. 血管壁损伤

 F. 肾脏损害

77. 能够提示患者发生 DIC 风险的指标是

 A. D－二聚体

 B. 血小板计数

 C. 纤维蛋白原

 D. 抗凝血酶

E. 组织因子

F. 纤维蛋白（原）降解产物（FDP）

78. 患者存在广泛血管内皮损伤的标志是

A. D – 二聚体

B. vWF：Ag

C. 血小板计数

D. 凝血酶原时间

E. 活化部分凝血活酶时间

F. 凝血酶调节蛋白活性

79. 该患者血栓标志物水平变化特征与正常妊娠时变化相反的是

A. D – 二聚体   B. vWF：Ag

C. 抗凝血酶   D. 纤维蛋白原

E. 凝血因子Ⅷ   F. 蛋白 C

（80 ~ 84 共用题干）

患儿女，5 岁，患儿间断性腹胀腹痛。病程无发热，伴乏力，盗汗，尿色为透明淡红色，大便正常。既往无肝炎家族史，无药物过敏史。全身皮肤虹膜轻度黄染，无皮疹及出血点。

80. 该患儿可疑的诊断为

A. 黄疸   B. 溶血性贫血

C. 急性肝炎   D. 泌尿系统感染

E. 甲亢   F. 急性肾小球肾炎

81. 引起尿色为透明淡红色的原因有

A. 免疫性溶血

B. 肝细胞损伤

C. 食用带色素的食物

D. 气温变化

E. 高血压

F. 心力衰竭

82. 引起黄疸的原因有

A. 免疫性溶血

B. 肝细胞损伤

C. 新生儿母婴血型不合

D. 胆道阻塞

E. 脾功能亢进

F. 肾炎

83. 为区分不同类型的黄疸，应进行的检查项目有

A. 血胆红素测定   B. 尿胆原测定

C. 尿隐血试验   D. 肝功能检查

E. 血常规检查   F. 心肌酶

84. 【提示】患儿的血常规：RBC 3.16×10^{12}/L，Hb 96g/L，RDW 20.7%，Hct 28.2%，MCV 70fl，MCH 30pg，MCHC 340g/L；Ret：0.4×10^{12}/L↑；尿常规结果：尿胆原（＋）；肝功能：TBIL 72.0μmol/L，IBIL 58.7μmol/L（正常值 < 17.1），AST，ALT，GGT，ALP，白蛋白水平正常；血浆游离 Hb：21.0mg/L，LDL 227U/L；血涂片：成熟 RBC 大小不等，以小 RBC 为主，可见球形红细胞，中心淡染区消失，比例约 21%；骨髓检查：骨髓有核细胞增生活跃，粒系比例减少，红系比例增多，巨核细胞 134 个，血小板成堆易见；铁染色：外铁（＋＋），内铁80%。

该患儿最可能的诊断为

A. 免疫性溶血

B. 肝细胞损伤

C. 新生儿母婴血型不合

D. 胆道阻塞

E. 脾功能亢进

F. 肾炎

（85 ~ 87 共用题干）

感染性疾病是由病原体侵入机体引起的一类疾病。

85. 常见的感染性疾病病原体包括

A. 病毒   B. 细菌

C. 寄生虫   D. 螺旋体

E. 支原体   F. 高尔基复合体

86. 常用的检测病原体的方法包括

A. 微生物学   B. 遗传学

C. 免疫学　　　D. 生物化学

E. 分子生物学　F. 血液学

87. 常用的检测病原体的分子生物学技术包括

A. 核酸扩增技术

B. 细胞培养技术

C. 核酸杂交技术

D. 免疫组化技术

E. 核酸序列分析技术

F. 基因芯片技术

(88～92 共用题干)

患者男，57 岁，10 余天前出现双膝关节肿痛，伴双下肢水肿。血糖 6mmol/L（3.9～6.1mmol/L），CRP 55.4mg/L，抗链球菌溶血素"O"（ASO）3354U/ml（<250U/ml）。尿常规：蛋白（＋＋），红细胞（＋＋＋＋），白细胞 5～6 个/HP。查体：BP 150/90mmHg，关节与皮肤未见异常。幼年时曾患"急性肾炎"，血压升高 6 年。否认家族其他成员有相似疾病症状。

88. 该患者可疑的诊断为

A. 糖尿病肾病

B. 狼疮肾炎

C. 遗传性肾病

D. 肾小球肾炎

E. 原发性高血压肾损伤

F. 高血压

89. 为明确诊断，应进行的实验室检查有

A. 尿微量蛋白

B. 免疫球蛋白与补体

C. 肾功能

D. 心肌酶

E. 血常规

F. 肝功能

90. 【提示】血常规：WBC 5.0×10⁹/L，RBC 3.97×10⁹/L↓，Hb 115g/L↓，

Hct 38%（40%～50%）↓；尿液：流式细胞分析显示 RBC 177.9/μl（0～2s），为非均一性红细胞；24 小时尿蛋白定量 1.98g/24h（<0.15）；尿微量白蛋白 472.7mg/L（<30），尿 α₁-微球蛋白 23.7mg/L（<12），尿 IgG 45.7mg/L（<6.8），尿转铁蛋白 23.4mg/L（<4）。生化检测：血清白蛋白 36g/L（40～55），球蛋白 38g/L（20～30），A/G 0.95（1.0～2.0），尿素 9.1mmol/L（1.8～7.1），血清肌酐 97μmol/L（44～106），血清胱抑素 C 1.49mg/L（0.51～1.03）。产生非均一性血尿的是

A. 急性肾小球肾炎

B. 血友病

C. 肾盂肾炎

D. 肾病综合征

E. 紫癜性肾炎

F. 狼疮肾炎

G. 糖尿病肾病

H. 肾结石

91. 关于尿蛋白检测方法，错误的是

A. 磺基水杨酸法是试带法检查尿蛋白的参考方法

B. 试带法适用于健康普查或临床筛检

C. 加热乙酸法操作简便

D. 磺基水杨酸法被 NCCLS 推荐为尿蛋白检查的确证试验

E. 24 小时尿蛋白定量比随机尿受干扰因素影响多

F. 用单抗技术检测特定蛋白质，具有高灵敏度和特异性

92. 此患者最可能的诊断为

A. 糖尿病性肾炎

B. 狼疮肾炎

C. 遗传性肾炎

D. 肾小球肾炎

E. 原发性高血压肾损伤

F. 过敏紫癜性肾炎

(93~100 共用题干)

患者女，23 岁，水肿、乏力、高血压、尿量减少；尿液外观呈洗肉水样血尿，浑浊。尿分析仪结果：ERY（＋＋＋）、PRO（＋＋）、SG（1.025）、WBC（＋）；显微镜检查：WBC 2~6 个/HP，粗颗粒管型 1~2个/LP，透明管型 1~2 个/LP，红细胞管型 0~1 个/LP。

93. 该患者最可能的诊断是

　　A. 肾盂肾炎

　　B. 急性肾小球肾炎

　　C. 肾结核

　　D. 肾动脉硬化

　　E. 膀胱炎

　　F. 肾病综合征

94. 关于检测尿 N－乙酰－β－D－氨基葡萄糖苷酶的叙述，正确的是

　　A. 标本要新鲜

　　B. 常用化学比色法

　　C. 肌酐浓度过高会使结果偏高

　　D. 化学比色法线性范围宽

　　E. 对血尿、脓尿等可直接测定

　　F. 是近端小管损伤灵敏标志物

95. 乳胶颗粒凝集试验检测尿纤维蛋白降解产物的优点是

　　A. 检测快速

　　B. 操作繁琐

　　C. 特异性高

　　D. 灵敏度低

　　E. 结果容易判断

　　F. 准确度高

96. 微量白蛋白增高可见于

　　A. 狼疮肾炎

B. 肾小球肾炎

C. 溶血性贫血

D. 自身免疫性疾病

E. 尿道炎

F. 糖尿病

97. 尿肌红蛋白阳性可见于

　　A. 蚕豆病

　　B. 阵发性睡眠性血红蛋白尿

　　C. 心肌梗死早期

　　D. 挤压综合征

　　E. 阵发性肌红蛋白

　　F. 多发性肌炎

98. 形成管型的主要基质成分是

　　A. T－H 蛋白

　　B. 纤维蛋白

　　C. 细胞碎片

　　D. 白蛋白

　　E. 肾小管上皮细胞

　　F. 氯化钠

99. 不能用于检测尿液微量白蛋白的试验是

　　A. 放射免疫法

　　B. 干化学试带法

　　C. 磺基水杨酸法

　　D. 加热乙酸法

　　E. 酶联免疫吸附法

　　F. 免疫比浊法

100. 尿液血红蛋白检测前煮沸 2 分钟的目的是

　　A. 消除盐类结晶

　　B. 破坏易热性触酶

　　C. 破坏维生素 C

　　D. 破坏尿中白细胞过氧化物酶

　　E. 破坏红细胞

　　F. 破坏肌红蛋白

全真模拟试卷（二）

一、单选题：每道试题由 1 个题干和 5 个备选答案组成，题干在前，选项在后。选项 A、B、C、D、E 中只有 1 个为正确答案，其余均为干扰选项。

1. 人或动物体内代表个体特异性的能引起强烈而迅速排斥反应的抗原系统称为
   A. 组织相容性抗原
   B. 移植抗原
   C. 白细胞抗原
   D. 主要组织相容性抗原系统
   E. 主要组织相容性复合体

2. 细菌的"核质以外遗传物质"是指
   A. mRNA　　　　B. 核蛋白体
   C. 质粒　　　　D. 异染颗粒
   E. 性菌毛

3. 下列有关沉淀反应第一阶段的说法，不正确的是
   A. 抗原、抗体的特异性结合
   B. 几秒至几十秒内可以完成
   C. 可用散射比浊测定反应结果
   D. 出现肉眼可见的沉淀线或沉淀环
   E. 肉眼见不到免疫复合物

4. 人类免疫缺陷病毒（HIV）的受体分子是
   A. CD2　　　　B. CD3
   C. CD4　　　　D. CD8
   E. CD28

5. 下列哪一项不符合多发性骨髓瘤
   A. 高钙血症
   B. 高黏滞血症
   C. 高尿酸血症
   D. 高白蛋白血症
   E. 高免疫球蛋白血症

6. 对新生儿 Rh 溶血病有确诊价值的试验是
   A. 母亲血型
   B. 婴儿血型
   C. 患儿红细胞直接 Coombs 试验
   D. 患儿血清游离抗体
   E. 间接 Coombs 试验

7. 白细胞总数与中性粒细胞百分率均增高，同时有明显核左移时，常表示
   A. 造血功能衰退
   B. 感染已近恢复期
   C. 感染严重
   D. 轻度感染
   E. 预后良好

8. 在Ⅱ型超敏反应中，抗体与靶细胞膜上相应抗原结合后，可通过多种途径杀伤靶细胞，以下哪项不属于其杀伤途径
   A. 补体介导的细胞溶解抗体
   B. 诱导靶细胞凋亡
   C. 巨噬细胞吞噬
   D. ADCC
   E. 刺激或抑制靶细胞

9. 用免疫学方法确定女性是否妊娠的方法属于
   A. 直接凝集试验　　B. 双向琼脂扩散
   C. 单向琼脂扩散　　D. 间接凝集试验
   E. 间接凝集抑制试验

10. 妇女妊娠期空腹血糖浓度较其非孕期
    A. 低　　　　B. 高
    C. 无显著差异　　D. 先高后低

E. 先低后高

11. 细胞内催化脂酰基转移到胆固醇生成胆固醇酯的酶是
    A. ACAT　　　　B. LCAT
    C. 磷脂酶 C　　　D. 磷脂酶 D
    E. 肉碱脂酰转移酶

12. 关于氨基酸脱羧酶试验错误的是
    A. 必须加液状石蜡封口
    B. 氨基酸脱羧后变为碱性物质
    C. 试验管和对照管全变紫色为阳性
    D. 不同脱羧酶底物不同
    E. 细菌所含的脱羧酶种类不同

13. 在对微生物进行灭菌时，根据不同的微生物种类采用不同的灭菌方法很重要，下列说法错误的是
    A. 高压蒸汽灭菌法是一种最有效的灭菌方法
    B. 煮沸灭菌时，水中加入 1% ~2% 的碳酸氢钠可提高沸点
    C. 间歇灭菌法适合不耐100℃物质的消毒
    D. 煮沸法 5 分钟可杀灭细菌的芽孢
    E. 煮沸灭菌时，水中加入 1% ~2% 的碳酸氢钠可防治金属器皿生锈

14. 缺铁性贫血和 β－珠蛋白生成障碍性贫血患者 RDW 的特点是
    A. 两者的 RDW 均减小
    B. 两者的 RDW 均增大
    C. 两者的 RDW 均正常
    D. 缺铁性贫血时 RDW 增大，β－珠蛋白生成障碍性贫血时 RDW 基本正常
    E. 缺铁性贫血时 RDW 正常，β－珠蛋白生成障碍性贫血时 RDW 增大

15. 乙型溶血性链球菌是临床化脓性感染常见致病菌，另外还可引起其他疾病。

引起的变态反应性疾病是。
    A. 猩红热　　　　B. 咽峡炎
    C. 扁桃体炎　　　D. 风湿热
    E. 类风湿关节炎

16. 分离质粒 DNA 时，使用蔗糖的目的是
    A. 抑制核酸酶的活性
    B. 保护 DNA，防止断裂
    C. 加速蛋白质变性
    D. 有利于细胞破碎
    E. 促进蛋白质降解

17. 患儿男，7 岁，2 天前出现发热、呕吐、剧烈头痛，3 小时前加重，神志不清。查体：有脑膜刺激征，意识障碍，眼底检查提示视盘水肿不明显。外周血 WBC 5×10^9/L，Hb 155g/L，PLT 270×10^9/L；脑脊液检查：外观微浑，白细胞 110×10^6/L，淋巴细胞 83%，中性粒细胞 17%；蛋白质 0.64g/L，葡萄糖 3.6mmol/L，氯化物 122mmol/L；脑脊液沉淀物涂片，分别用墨汁、革兰染色和抗酸染色均未发现异常。该患儿的初步诊断最可能是
    A. 化脓性脑膜炎
    B. 结核性脑膜炎
    C. 病毒性脑膜炎
    D. 新型隐球菌脑膜炎
    E. 脑肿瘤

18. 均一性红细胞血尿常见于
    A. 急性膀胱炎
    B. 肾病综合征
    C. 狼疮肾炎
    D. 慢性肾盂肾炎
    E. 急性肾小球肾炎

19. 以下哪种因素不会导致尿液干化学检测中的尿糖出现阳性结果
    A. H_2O_2 污染
    B. 强氧化性清洁剂

C. 过氧化物酶

D. 服用大量维生素 C

E. 血糖升高至 12.85mmol/L

20. 在流式细胞术临床应用中，可作为造血干/祖细胞的标志是

　　A. CD3　　　　　B. CD19

　　C. CD34　　　　D. CD56

　　E. CD117

21. 急性非淋巴细胞白血病 M_2 型的较为常见的基因改变是

　　A. PML/RARα

　　B. MLL/ENL

　　C. CBFβ，MYH11

　　D. BCR/ABL

　　E. AML1/ETO

22. Addis 计数的标本通常用

　　A. 1 小时尿　　　B. 3 小时尿

　　C. 12 小时尿　　D. 24 小时尿

　　E. 首次晨尿

23. 患者男，47 岁，确诊慢性肝病 10 年，反复鼻出血及皮肤瘀斑半年。查体：面色灰暗，可见蜘蛛痣，皮肤瘀点，肝肋下未及，脾肋下 4.5cm，腹水征阴性。PT 为 18 秒（对照为 12 秒），提示为

　　A. 因子 XI、XII、VIII 缺乏

　　B. 因子 II、V、X、VII 缺乏

　　C. 因子 IX、V、VII、X 缺乏

　　D. 因子 I、II、V、VIII 缺乏

　　E. 因子 II、VII、IX、X 缺乏

24. 重症联合免疫缺陷病有

　　A. DiGeorge 综合征

　　B. X - SCID

　　C. 湿疹血小板减少伴免疫缺陷综合征（WAS）

　　D. Bruton 综合征

E. 毛细血管扩张共济失调综合征（ATS）

25. 卵巢癌诊断的最佳肿瘤标志物是

　　A. CA19 - 9　　　B. CA12 - 5

　　C. CA50　　　　　D. CAD - 3

　　E. CEA

二、多选题：每道试题由 1 个题干和 5 个备选答案组成，题干在前，选项在后。选项 A、B、C、D、E 中至少有 2 个正确答案。

26. 不宜用于血细胞形态学观察的标本是

　　A. EDTA - K_2 抗凝血

　　B. 未经抗凝的新鲜静脉血

　　C. 枸橼酸钠抗凝血

　　D. 肝素抗凝血

　　E. 草酸盐抗凝血

27. 二级标准品主要用于

　　A. 校正决定性方法

　　B. 为次级标准品定值

　　C. 评价及校正参考方法

　　D. 常规方法的标化

　　E. 作为常规检测的校准品

28. 下列属于补体活化途径中共同末端反应成分的是

　　A. C5　　　　　B. C6

　　C. C7　　　　　D. C8

　　E. C3

29. 下列有关生长激素功能紊乱的生化诊断叙述中正确的是

　　A. 血浆（清）IGF - 1 检测是生长激素功能紊乱的首选实验室检查项目

　　B. 血浆（清）IGFBP - 3 检测是生长激素功能紊乱的首选实验室检查项目

　　C. 抑制试验可确证巨人症或肢端肥大症

D. 刺激试验用于生长激素缺乏症
（GHD）诊断

E. 随机血浆（清）生长激素水平检测
无价值，清晨空腹单次采血检测生
长激素才具有诊断价值

30. 血小板功能的筛选试验有
A. 血块收缩试验
B. 血小板黏附试验
C. 血小板聚集试验
D. 凝血时间测定
E. 复钙时间测定

31. 妊娠期妇女血清蛋白水平增高的有
A. 甲状腺素结合球蛋白
B. α_1 - 抗胰蛋白酶
C. IgG
D. 血浆运铁蛋白
E. 凝血因子Ⅲ

32. 呼吸道病毒包括
A. 流感病毒　　　　B. 腮腺炎病毒
C. 风疹病毒　　　　D. 巨细胞病毒
E. SARS 冠状病毒

33. 依据 ISO15189，关于外部服务和供应，
必须保存的记录是
A. 库存控制系统中所有用于临床检测
的控制物质的批号记录
B. 库存控制系统中所有用于临床检测
的试剂实验室接收日期
C. 库存控制系统中所有用于临床检测
的校准品的使用日期记录
D. 库存控制系统中所有用于临床检测
的仪器的使用日期记录
E. 库存控制系统中所有用于临床检测
的消耗品的使用日期记录

34. 关于速率散射比浊分析的方法学评价，
正确的是
A. 测定抗原抗体反应第一阶段

B. 可快速测定
C. 灵敏度高
D. 测定速率散射信号
E. 理论上不受本底散射信号干扰较大

35. 目前对于急性白血病的分型包括
A. 免疫学分型
B. 分子生物学分型
C. 细胞遗传学分型
D. 组织学分型
E. 形态学分型

36. 对胰蛋白酶原有激活作用的物质包括
A. 肠激酶　　　　　B. 胃蛋白酶
C. 胰蛋白酶　　　　D. 糜蛋白酶
E. 组织液

37. 关于微生物仪器设备的质量控制，正
确的是
A. 高压灭菌器温度要求≥121℃
B. 孵育箱温度（35.0±0.5）℃，每天
记录温度
C. 二氧化碳培养箱二氧化碳 5% ~
10%，每天记录温度
D. 冰箱温度（4±2）℃，每天记录
温度
E. 低温冰箱温度（-20±5）℃，每天
记录温度

38. 骨源性碱性磷酸酶测定包括
A. 热失活法　　　　B. 免疫法
C. 电泳法　　　　　D. 色谱法
E. 麦胚凝集素法

39. 有关 X 连锁隐性遗传病，下列叙述正
确的是
A. 系谱中往往只见到男性患者
B. 如果母亲是携带者，只有儿子会是
患者
C. 如果父亲是携带者，则女儿有一半
是携带者

D. 遗传性葡萄糖－6－磷酸脱氢酶缺乏症属于 X 连锁隐性遗传病

E. 人群中女性患者较男性患者多

40. 下列疾病中有可能检测出 RF 的是
    A. RA
    B. SLE
    C. SS
    D. DM
    E. MCTD

41. 变应原激发试验包括
    A. 支气管激发试验
    B. 口腔激发试验
    C. 皮肤激发试验
    D. 现场激发试验
    E. 结膜激发试验

42. 粪便中同时出现红细胞、白细胞和巨噬细胞，可能的诊断是
    A. 溃疡性结肠炎
    B. 急性出血性肠炎
    C. 急性细菌性痢疾
    D. 阿米巴痢疾
    E. 结肠癌

43. 下列说法正确的是
    A. 正常阴道中优势菌群是乳酸杆菌
    B. 阴道分泌物呈稀薄、黄绿色、脓性泡沫状最常见于滴虫性阴道炎
    C. 阴道自净作用主要得益于棒状杆菌产生抗微生物因子可抑制或杀灭其他细菌
    D. 正常阴道清洁度仅包括 I 级
    E. 育龄妇女阴道清洁度与女性激素的周期变化特点无关

44. 标本储存活性稳定的凝血因子是
    A. 凝血因子 I
    B. 凝血因子 II
    C. 凝血因子 V
    D. 凝血因子 VII
    E. 凝血因子 VIII

45. 主要对系统误差敏感的质控规则有
    A. 1_{3s}
    B. R_{4s}
    C. 2_{2s}
    D. 4_{1s}
    E. $10\overline{X}$

三、共用题干单选题：以叙述一个以单一病人或家庭为中心的临床情景，提出 **2~6** 个相互独立的问题，问题可随病情的发展逐步增加部分新信息，每个问题只有 **1** 个正确答案，以考查临床综合能力。答题过程是不可逆的，即进入下一问后不能再返回修改所有前面的答案。

（46~47 共用题干）

某校，中午在食堂就餐的大部分同学发生呕吐，腹痛，腹泻。卫生部门对该食堂就餐环境及餐具进行调查后发现无异常，仅见厨师手背有化脓性感染病灶。

46. 导致此次食物中毒最可能的致病菌是
    A. 猪霍乱弧菌
    B. 大肠埃希菌
    C. 金黄色葡萄球菌
    D. 化脓性链球菌
    E. 铜绿假单胞菌

47. 金黄色葡萄球菌的鉴定主要依赖于
    A. 血浆凝固酶试验
    B. 血清凝集试验
    C. 杆菌肽试验
    D. IMViC 试验
    E. 氧化发酵试验

（48~51 共用题干）

患者女，59 岁，因胸闷、喘憋 1 个月入院。查体：慢性病容，双下肺叩诊呈浊音，双下肺呼吸音减弱。X 线：双侧胸腔积液。胸水常规：血性积液，蛋白定性（＋＋），比重 1.020，红细胞计数 $112 \times 10^6/L$，有核细胞计数为 $682 \times 10^6/L$。胸水脱落细胞学检查：有异常细胞，胞体较大，圆形或卵圆形，散在或呈桑葚状排列，胞质丰富，有些细胞胞质内出现黏液

空泡，核深染，染色质呈粗颗粒状或块状。

48. 根据胸水脱落细胞学检查，患者最可能的诊断是
    A. 分化较好的腺癌
    B. 角化型鳞癌
    C. 非角化型鳞癌
    D. 未分化癌
    E. 分化较差的腺癌

49. 引起胸腔积液最常见的恶性肿瘤是
    A. 胃癌
    B. 恶性间皮瘤
    C. 肺癌
    D. 胰腺癌
    E. 恶性淋巴瘤

50. 假如细胞学提示：细胞散在分布，边界清楚，圆形或卵圆形，细胞和胞核均明显增大，染色质分布于核的一侧，病理性核分裂象多见，多核瘤细胞多见，患者最可能的诊断是
    A. 腺癌
    B. 恶性间皮瘤
    C. 角化型鳞癌
    D. 非角化型鳞癌
    E. 未分化癌

51. 假如痰细胞学提示：癌细胞体积小，为不规则圆形或卵圆形，胞质少，呈裸核样，弱嗜碱性染色，细胞核小，比正常淋巴细胞大 $0.5 \sim 1.0$ 倍，核畸形明显，染色深呈墨水滴样，患者最可能的诊断是
    A. 分化差的鳞癌
    B. 分化差的腺癌
    C. 恶性淋巴瘤
    D. 腺鳞癌
    E. 小细胞未分化癌

(52 ~ 53 共用题干)

患者女，28 岁，做阴道细胞学检查评价卵巢功能

52. 涂片中如表层角化细胞占 60% ~ 70%，几乎无白细胞背景清洁，提示为
    A. 雌激素高度低落
    B. 雌激素中度低落
    C. 雌激素轻度影响
    D. 雌激素中度影响
    E. 雌激素高度影响

53. 根据以上涂片特点，可估计患者处于月经
    A. 行经前期
    B. 行经后期
    C. 排卵前期
    D. 排卵期
    E. 排卵后期

(54 ~ 58 共用题干)

激素类肿瘤标志物是指正常情况下不产生激素的组织，当发生癌变时能产生和释放一些肽类激素，这些肽类激素水平升高可作为肿瘤相关标志物。

54. 在一些肾功能不全接受血液透析的绝经妇女中，在没有潜在肿瘤的情况下，血清中 hCG 值可能超过正常值 10 倍。因为
    A. 肾功能不全患者会分泌一些肽链异常的 hCG
    B. 由于透析液的影响
    C. 因为肾功能不全可导致肾脏对 hCG 排泄率降低
    D. 由于垂体激素促黄体生成素（LH）、促卵泡生成激素（FSH）和促甲状腺激素（TSH）的交叉反应
    E. 可能是妊娠所致

55. 血清 ACTH 水平升高不会出现于
    A. 小细胞性肺癌
    B. 原发性肾上腺皮质功能减退
    C. 乳腺、胃、结肠癌等肿瘤
    D. 休克、低血糖、手术及创伤等疾病
    E. 甲状腺髓样癌

56. 降钙素（CT）主要是由甲状腺滤泡旁细胞（C 细胞）分泌的多肽激素，主要抑制破骨细胞活性，减少溶骨作用，

从而降低血钙、磷的浓度，影响骨代谢。降钙素水平降低可见于

    A. 甲状旁腺功能亢进

    B. 肾衰竭

    C. 骨质疏松妇女

    D. 新生儿、儿童和孕妇

    E. 嗜铬细胞瘤

57. 儿茶酚胺（catecholamines）包括肾上腺素（E），去甲肾上腺素（NE）和多巴胺（D），肾上腺髓质分泌去甲肾上腺素和肾上腺素，交感神经主要产生去甲肾上腺素，多巴胺主要集中在锥体外系，均为神经递质。嗜铬细胞瘤的首选标志物是

    A. VMA

    B. HVA

    C. 肾上腺素（E）

    D. 去甲肾上腺素（NE）

    E. 多巴胺（D）

58. 良性或恶性垂体肿瘤是催乳素增高的最常见病理情况；异位分泌可见于肺、泌尿系的燕麦细胞瘤。血清 PRL 明显升高的非病理情况是

    A. 肺和泌尿系燕麦细胞瘤

    B. 青春期下丘脑综合征

    C. 垂体增生

    D. 服用甲氧氯普胺治疗

    E. 催乳素分泌瘤

（59~61 共用题干）

    临床上镁的测定有很多方法，实验室工作人员必须对镁测定的方法的适用范围进行了解，才能更好地服务于临床。

59. 镁测定的决定性方法是

    A. 中子活化法

    B. 放射性核素稀释质谱法

    C. 原子吸收分光光度法

    D. 离子选择电极法

    E. 光度法

60. 镁测定的参考方法是

    A. 中子活化法

    B. 放射性核素稀释质谱法

    C. 原子吸收分光光度法

    D. 离子选择电极法

    E. 光度法

61. 游离镁测定的方法是

    A. 中子活化法

    B. 放射性核素稀释质谱法

    C. 原子吸收分光光度法

    D. 离子选择电极法

    E. 光度法

（62~65 共用题干）

    甲状腺功能紊乱的生物化学诊断指标常见的有 TSH、TT_3、TT_4、FT_3、FT_4、TBG、TRH 兴奋试验及自身抗体的检测等。

62. 对甲状腺病变部位有诊断价值的是

    A. TT_3、TT_4 测定

    B. FT_3、FT_4 测定

    C. TSH 测定

    D. TRH 兴奋试验

    E. TBG 测定

63. 在评价甲状腺功能方面价值最大的是

    A. TRH 兴奋试验

    B. FT_3、FT_4 测定

    C. TT_3、FT_3 测定

    D. TSH 受体抗体测定

    E. TBG 测定

64. TRH 兴奋试验出现延迟反应，表明

    A. 垂体功能明显受损

    B. 下丘脑和垂体功能均减退

    C. 垂体功能亢进

    D. 垂体本身无病变，下丘脑功能障碍

    E. 下丘脑功能亢进

65. 下列疾病状态下 TRH 兴奋试验常为阴

性，除外

A. Graves 病

B. 甲状腺腺样瘤

C. 垂体腺瘤

D. 异源性 TSH 综合征

E. 垂体性甲状腺功能减退

四、案例分析题：每道案例分析题至少 3～12 问。每问的备选答案至少 6 个，最多 12 个，正确答案及错误答案的个数不定。考生每选对一个正确答案给 1 个得分点，选错一个扣 1 个得分点，直至扣至本问得分为 0，即不含得负分。案例分析题的答题过程是不可逆的，即进入下一问后不能再返回修改所有前面的答案。

（66～73 共用题干）

患儿男，体重 5.5 公斤，出生七天，贫血面容，严重黄疸。需作血常规、凝血象、尿常规和便常规检查。

66. 新生儿做血细胞计数时，常用的采血部位是

A. 足跟   B. 颈外静脉

C. 环指   D. 肘前静脉

E. 耳垂   F. 股动脉

67. 关于真空采血法的叙述，正确的是

A. 真空采血法又称负压采血法

B. 目前有套筒式和头皮静脉式两种

C. 真空采血为封闭式

D. 可避免对医务人员的感染

E. 不足之处是更易发生感染

F. 自动定量采血

68. 关于抗凝剂作用的叙述，正确的是

A. 枸橼酸钠可用于血液检验

B. 枸橼酸钠可用于输血保存

C. EDTA – Na_2 溶解度比 EDTA – K_2 小

D. 肝素需在 37℃～50℃烘干使用

E. 草酸盐能与血浆中钙离子生成可溶

性螯合物

F. 全血细胞计数（CBC）抗凝剂用 EDTA – $K_2 \cdot 2H_2O$

69. 关于抗凝剂作用的叙述，正确的是

A. EDTA 盐与血浆中钙离子生成螯合物

B. EDTA – Na_2 不影响血小板功能实验

C. 肝素作为抗凝酶Ⅲ的辅助因子而起抗凝作用

D. 草酸盐抗凝作用是与血浆中钙离子形成草酸钙沉淀

E. 枸橼酸钠可用于红细胞沉降率测定

F. 草酸钾可使红细胞体积缩小，草酸铵可使红细胞胀大

70. 关于草酸钠抗凝剂的叙述，错误的是

A. 常用浓度为 0.5mol/L

B. 可与血中钙离子生成可溶性螯合物

C. 可与血液按 1∶9 的比例使用

D. 对 V 因子有保护作用

E. 可用于血细胞计数

F. 用于凝血功能检查

71. 与钙离子结合的抗凝剂是

A. 枸橼酸钠   B. 肝素

C. 草酸钠   D. EDTA – K_2

E. EDTA – Na_2 F. 草酸钾

72. 凝血象检验首选抗凝剂为

A. EDTA – K_2 B. 肝素

C. 双草酸盐   D. 草酸钾

E. 枸橼酸钠   F. 草酸钠

73. 关于血液标本处理的叙述，正确的是

A. 血液标本采集后应立即送检

B. 接到标本后应尽快检查

C. 血细胞计数的标本可在 4℃冰箱保存 24 小时并保持稳定

D. 应根据检验项目选择最佳的保存条件

E. 做凝血因子活性检验的血浆不能置
   4℃冰箱保存

F. 样本保存不当会直接影响实验结果

（74~78 共用题干）

患儿男，8 岁，因发热、腹痛、腹泻伴里急后重 9 小时入院。其母述发病前该患儿曾吃未加热饭菜，1 小时后即出现腹痛，随后出现腹泻，为黏液便。查体：急性病容，T 38.7℃，P 96 次/分，R 20 次/分，BP 110/65mmHg，心肺无异常。腹软，肝、脾不大。

74. 为明确诊断，应进行的相关检查项目包括

    A. 血常规　　　　B. 便常规
    C. 粪便培养　　　D. X 线钡灌肠
    E. 结肠镜　　　　F. 肥达试验

75. 引起该患儿腹泻的可能致病菌是

    A. 痢疾志贺菌　　B. 福氏志贺菌
    C. 鲍氏志贺菌　　D. 宋内志贺菌
    E. 沙门菌属　　　F. 霍乱弧菌

76. 提示：血象 WBC 15×10⁹/L，便常规：WBC（++），RBC 6 个/HP，肥达试验结果 "O" 1:40，"H" 1:40。粪便培养阳性，为福氏志贺菌。有关该菌生物学特性正确的是

    A. 革兰阴性细小杆菌，无动力
    B. SS 琼脂平板上形成无色透明或半透明的较小菌落
    C. 氧化酶阴性
    D. 发酵葡萄糖、乳糖
    E. 血清凝集反应阳性
    F. 不形成芽孢，无鞭毛

77. 该菌致病物质是

    A. 内毒素
    B. 耐热肠毒素
    C. 不耐热肠毒素
    D. 荚膜

E. 耐热直接溶血素

F. 耐热相关溶血素

78. 下列有关志贺菌致病机制正确的是

    A. 志贺菌进入人体是否发病取决于菌量、致病力和人体抵抗力
    B. 只有对肠黏膜上皮细胞具有吸附和侵袭力的菌株才会致病
    C. 菌血症和败血症常见
    D. 外毒素和水样腹泻及神经系统症状有关
    E. 内毒素与发热及毒血症症状有关
    F. 内毒素与腹泻及神经系统症状有关

（79~81 共用题干）

患者男，30 岁，近半年来常感腹痛，排便次数增多，呈果酱样糊状外观，经抗生素治疗未见好转。血常规：WBC 16.4×10⁹/L，中性分叶核粒细胞 0.75。尿常规正常。便常规：脓性黏液粪便带血，腥臭味；镜检 WBC（++），RBC（++++）并成堆，吞噬细胞多量和夏科 - 莱登结晶少许。

79. 可能出现果酱样粪便的情况有

    A. 霍乱
    B. 肠套叠
    C. 阿米巴痢疾
    D. 进食大量番茄
    E. 食用大量巧克力
    F. 胃溃疡

80. 患者疾病可能的诊断是

    A. 胃肠炎　　　　B. 肠伤寒
    C. 肠套叠　　　　D. 阿米巴痢疾
    E. 消化道肿瘤　　F. 胃溃疡

81. 欲检查阿米巴滋养体，对标本采集的特殊要求有

    A. 采集粪便脓血部位标本
    B. 立即送检
    C. 保温送检
    D. 标本量应 >30 g

E. 最好于晚间采集标本

F. 静置后送检

（82 ~ 85 共用题干）

患者女，54 岁，白带增多，均匀稀薄，有臭味，阴道黏膜无明显充血，阴道 pH 为 5。

82. 最可能的诊断是

A. 急性淋病

B. 细菌性阴道病

C. 滴虫性阴道炎

D. 念珠菌性阴道炎

E. 老年性阴道炎

F. 非特异性外阴炎

83. 诊断细菌性阴道病的指标有

A. 均质、稀薄的白带

B. 阴道 pH >4.5

C. 胺试验阳性

D. 线索细胞阳性

E. 挖空细胞

F. 真菌孢子

84. 细菌性阴道病最常见的病原体是

A. 金黄色葡萄球菌

B. 溶血性链球菌

C. 大肠埃希菌

D. 加德纳菌

E. 沙眼衣原体

F. 支原体

85. 细菌性阴道病的治疗正确的是

A. 局部用克林霉素软膏

B. 阴道内放置达克宁栓

C. 阴道内放置甲硝唑片

D. 阴道内放置尼尔雌醇片

E. 口服甲硝唑

F. 用4%碳酸氢钠液冲洗阴道

（86 ~ 90 共用题干）

患者男，23 岁，由于母亲有乙肝病史，近期出现疲惫乏力、恶心、食欲减退、厌油腻等肝炎症状，故欲检测是否感染乙型肝炎病毒（HBV）。

86. 下面哪种方法可以检测"窗口期"感染阶段病毒

A. 酶联免疫吸附法

B. 微粒子酶免疫分析

C. 时间分辨荧光分析法

D. HBV 核酸荧光定量 PCR

E. 胶体金免疫层析试验

F. 化学发光法

87. HBV 的核酸是下面哪种

A. 双链 DNA　　　B. 单链 DNA

C. 双链 RNA　　　D. 单链 RNA

E. 朊病毒　　　　F. mRNA

88. 利用分子诊断技术检测 HBV DNA，临床上可采用的方法是

A. 荧光定量 PCR 技术

B. 支链 DNA 技术

C. 核酸杂交

D. 杂交捕获系统

E. 基因芯片技术

F. 单链构象多态性

89. 经分子诊断确定其感染 HBV，为了指导临床用药，打算进行耐药性检测，那么主要的针对位点是

A. 前 C/C 区的前 C 基因

B. 前 S/S 的 S 基因

C. P 区的 DNA 聚合酶 P 基因

D. X 区的 X 基因

E. DR1 基因

F. DR2 基因

90. 对 HBV 的核酸分子诊断应用，说法正确的是

A. HBV 感染的早期诊断

B. 定量检测 HBV 体内存在的数量，辅助判断病情

C. 可取代传统血清学检测

D. 指导临床用药，监测病情

E. 指导制订合理的治疗方案

F. 进行分子流行病学调查

（91～94 共用题干）

患者女，54 岁，1 个月前无明显诱因感到乏力，食欲减退，无恶心呕吐；5 天前出现胸痛，咳嗽，咳痰，偶有痰中带血，伴发热，夜间盗汗。无外伤手术史，家人有结核病史。

91. 初步怀疑为结核分枝杆菌（TB）感染，下面哪种检测方法兼有阳性率和特异性高及时间最短的特点

A. 痰涂片检查

B. 痰培养

C. 结核菌素试验

D. 血清 TB 抗体检查

E. TB DNA 分子荧光定量 PCR 检测

F. X 线检查

92. ［提示］经 PCR 方法和胸部 X 线等临床检查，鉴定为 TB 感染所致的肺结核，故进行 TB 耐药性鉴定。所针对利福平抗性检测的靶基因是

A. rpoA   B. rpoB

C. rpoC   D. rpoD

E. rpoE   F. rpoF

93. TB 分子检测的常用方法有

A. PCR

B. DNA 芯片

C. 竞争性 PCR

D. 结核菌素试验

E. 分子杂交

F. FQ - PCR

94. 关于 TB DNA 检测技术，说法正确的是

A. 比痰涂片检查的阳性率高

B. 并不能区分 TB 与其他分枝杆菌

C. 痰或支气管灌洗液 TB DNA 检测可辅助诊断肺结核病

D. 辅助 TB 感染的分子流行病学调查、疫情监控和抗结核治疗的疗效评价

E. 对 TB 耐药性检测只能针对利福平抗性检测

F. 准确率不如培养法

（95～100 共用题干）

患者女，25 岁，全身皮肤瘀点、紫斑反复发作 2 个月。患者近 2 个月以来发现全身皮肤经常出现散在瘀点、瘀斑，尤以双下肢皮肤明显，无明显诱因，反复发作，并伴乏力，偶有头晕。近几日皮肤瘀斑增多明显。既往无特殊病史。查体：T 36.6℃，P 96 次/分，R 20 次/分，BP 110/80mmHg。轻度贫血貌，躯干及四肢皮肤可见散在瘀点、瘀斑，双下肢明显。左腋下及双侧腹股沟可及数个约花生米大小淋巴结，质中，可活动。心、肺检查无明显异常。肝肋下未及，脾肋下 3cm，质中。外周血检查：RBC 1.69×10^{12}/L，Hb 50g/L，WBC 32.0×10^9/L，L 79%，原幼淋巴细胞 10%，Sg 9%，St 1%；PLT 16×10^9/L。

95. 根据以上临床资料，需要考虑诊断的疾病是

A. 血小板减少性紫癜

B. 再生障碍性贫血

C. 传染性单核细胞增多症

D. 粒细胞减少症

E. 急性粒细胞白血病

F. 骨髓增生异常综合征

G. 急性淋巴细胞白血病

H. 缺铁性贫血

96. 为进行诊断应考虑做的检查有

A. 骨髓细胞学检查

B. 骨髓活检

C. 流式细胞仪分析免疫表型

D. 血细胞化学染色

E. 分子遗传学检查

F. 细胞遗传学检查

G. 血生化

I. 异基因造血干细胞移植

J. 化疗 + 放疗

K. FC 方案化疗

L. 必要时成分性输血

97. 患者骨髓细胞学检查：骨髓增生极度活跃，原始及幼稚淋巴细胞占 40%，红细胞占 13%，粒细胞占 27%，巨核细胞及血小板少见。其化学染色错误的是

A. POX 染色阳性

B. SBB 染色阳性

C. NAP 积分往往减低

D. AS – D – NAE 染色阴性

E. PAS 染色阳性

F. ACP 染色：T 细胞阴性，B 细胞阳性

G. NAP 积分往往增高

98. 对该患者适当的治疗措施包括

A. 预防感染

B. IFN – α

C. 门冬酰胺酶

D. 长春新碱

E. 柔红霉素

F. 泼尼松

G. 甲磺酸伊马替尼

H. 利妥昔单抗

99. HSCT 对治愈成人 ALL 至关重要，其主要的适应证为

A. 复发难治 ALL

B. CR2 期 ALL

C. CR1 期 ALL 染色体为 t（9；22）

D. CR1 期 ALL 染色体为 t（4；11）

E. CR1 期 ALL 染色体为 +8

F. WBC $> 30 \times 10^9/L$ 的前 B – ALL 和 $> 100 \times 10^9/L$ 的 T – ALL

G. 或 CR 时间大于 4 ~ 6 周，CR 后 MRD 偏高，在巩固维持期持续存在或仍不断增加

100. 以下哪些染色体畸变与 ALL 预后差相关

A. 超二倍体 >50

B. 正常二倍体

C. 亚二倍体

D. del（6q）

E. del（17p）

F. 近单倍体

G. 近四倍体

H. t（llq23）

全真模拟试卷（三）

一、单选题：每道试题由 1 个题干和 5 个备选答案组成，题干在前，选项在后。选项 A、B、C、D、E 中只有 1 个为正确答案，其余均为干扰选项。

1. 除哪一项外，以下因素都能引起代谢性碱中毒
   - A. 大量输血
   - B. 甲状腺功能亢进
   - C. 醛固酮增多症
   - D. 严重持续呕吐
   - E. 大量持续性使用中、强效利尿药

2. 下列哪项因素不利于肠道对钙的吸收
   - A. 肠管 pH 降低
   - B. 食物中含有多量乳酸
   - C. 食物中含有多量氨基酸
   - D. 食物中含有多量草酸
   - E. 胃酸分泌增多

3. 肺炎链球菌由光滑型（S）转变为粗糙型（R），主要是由于下列何种结构发生变化
   - A. 外膜蛋白
   - B. 荚膜
   - C. 脂多糖
   - D. 溶血素
   - E. M 抗原

4. 关于乙型肝炎病毒的性状，哪项是错的
   - A. 病毒核心为双股 DNA
   - B. 复制时表面蛋白过剩
   - C. 血清中检测不到核心抗原
   - D. HBeAg 存在于 HBsAg 阴性血清中
   - E. 病毒有两层衣壳

5. 患者男，22 岁，T 37.8℃，伴周身乏力，食欲减退，巩膜黄染，尿色进行性加深，如深茶色。实验室检查：ALT 500U/L，TBIL 80μmol/L，HAV - IgM（+），HBsAg（+），HBc - IgG（+），可诊断为
   - A. 急性甲型黄疸型肝炎
   - B. 急性丙型肝炎
   - C. 急性乙型黄疸型肝炎
   - D. 急性甲型黄疸型肝炎，乙肝病毒携带者
   - E. 急性乙型肝炎，既往感染甲型肝炎

6. 下列何种细菌在一定条件可形成 L 型菌
   - A. 军团菌
   - B. 支原体
   - C. 结核分枝杆菌
   - D. 流感嗜血杆菌
   - E. 衣原体

7. 检查 HIV 感染的确证方法是
   - A. ELISA
   - B. IFA（间接荧光抗体试验）
   - C. RIA（放射免疫测定）
   - D. WB 实验（蛋白质免疫印迹试验）
   - E. 对流免疫电泳

8. 生物素 - 亲和素系统（BAS）放大作用的机制主要是
   - A. 亲和素的四个生物素部位可同时结合多价性的生物素化衍生物
   - B. 生物素、亲和素可分别与酶、放射性核素等结合形成标记物
   - C. 二者之间极高的亲和力
   - D. 经化学修饰后，生物素成为活化生物素
   - E. 生物素、亲和素之间为特异性结合

9. 检测总补体活性，采用 50% 溶血试验是因为
   - A. 50% 溶血试验比 100% 溶血试验简单

B. 以 50% 溶血作为终点较 100% 溶血作为终点更敏感

C. 以 50% 溶血作为终点较 100% 溶血作为终点可节约时间

D. 以 50% 溶血作为终点较 100% 溶血作为终点更为节省成本

E. 引起 100% 溶血所需要的最小补体量

10. 正常人体内数量最多的炎症细胞是
    A. 巨噬细胞　　　　B. 肥大细胞
    C. 中性粒细胞　　　D. 淋巴细胞
    E. 单核细胞

11. 关于等电聚焦电泳，叙述正确的是
    A. 因蛋白质分子具有两性解离及等电点的特征，这样在碱性区域蛋白质分子带正电荷向负极移动
    B. 蛋白质在等电点时带正电荷
    C. 在电泳中，具有 pH 梯度的介质其分布是从阳极到阴极，pH 逐渐增大
    D. 蛋白质在等电点时带负电荷
    E. 位于酸性区域的蛋白质分子带负电荷向阳极移动，直到它们在等电点上聚焦为止

12. 生物芯片不具备的特点是
    A. 快速　　　　　　B. 高通量
    C. 经济　　　　　　D. 准确
    E. 微型化

13. 肝中维生素储量最少的是
    A. 维生素 K　　　　B. 维生素 A
    C. 维生素 E　　　　D. 维生素 B_{12}
    E. 维生素 D

14. HIV 的基因类型是
    A. 双股 DNA　　　　B. 单股 DNA
    C. 单正股 RNA　　　D. 单负股 RNA
    E. 双股 RNA

15. 菌体最大的致病菌是
    A. 炭疽杆菌

B. 布鲁菌
C. 钩端螺旋体
D. 鼠疫耶尔森菌
E. 绿脓杆菌

16. 普通感冒最常见的病原是
    A. 流感病毒　　　　B. 副流感病毒
    C. 腺病毒　　　　　D. 风疹病毒
    E. 鼻病毒和冠状病毒

17. 骨髓被异常细胞或组织浸润所致贫血是
    A. 多发性骨髓瘤
    B. 再生障碍性贫血
    C. 巨幼细胞贫血
    D. 铁粒幼细胞贫血
    E. 单纯红细胞再生障碍性贫血

18. 关于霍乱弧菌的生物学性状，错误的是
    A. 碱性蛋白胨水可作为选择增菌培养基
    B. 霍乱弧菌耐碱不耐酸
    C. 霍乱病人粪便悬滴标本中，可见"鱼群样穿梭"运动
    D. El-Tor 生物型霍乱弧菌抵抗力强，因为能形成芽孢
    E. 革兰染色阴性

19. 婴儿消化不良时可出现
    A. 黏液便　　　　　B. 水样便
    C. 凝块样便　　　　D. 粥样浆液便
    E. 脓血便

20. 与肥大细胞和嗜碱性粒细胞有亲和力的 Ig 是
    A. IgG　　　　　　B. IgA
    C. IgD　　　　　　D. IgE
    E. IgM

21. 肝细胞性与完全胆汁瘀滞性黄疸的共

同特点是

A. 尿液颜色变浅

B. 尿胆红素阳性

C. 尿胆原阳性

D. 尿胆素阳性

E. 粪便粪胆原正常

22. 急性早幼粒细胞白血病的特异性分子生物学改变是

A. AML1/ETO　　B. PML/RARα

C. MLL/ENL　　D. ABL/BCR

E. MYH11/CBFB

23. 以下哪组为正常骨髓巨核细胞系的常见免疫标志

A. CD34，CD38，HLA－DR，TdT

B. CD19，CD20，CD79a

C. CD2，CD3，CD5，CD7

D. CD13，CD33，CD15，CD117

E. CD41，CD61，FⅧ

24. DNA 进行染色通常采用的荧光染料是

A. FITC　　　　B. PE

C. RB200　　　D. PeCy5

E. PI

25. 患者男，17 岁，自幼常有鼻出血，外伤后出血不止。实验室检查：PT 12.6秒，APTT 62 秒。在考虑病因时可除外哪项

A. 因子Ⅶ减少

B. 因子Ⅹ、Ⅻ减少

C. 因子Ⅷ、Ⅸ、Ⅺ少

D. 纤维蛋白原重度减少

E. 凝血酶原重度减少

二、多选题：每道试题由 1 个题干和 5 个备选答案组成，题干在前，选项在后。选项 A、B、C、D、E 中至少有 2 个正确答案。

26. 正常尿液沉渣镜检，正确的描述是

A. 结晶少见

B. 细胞管型少见

C. 透明管型偶见

D. 白细胞 0～5 个/HP（离心尿）

E. 可见尾形上皮细胞

27. 下列哪些方法能将 Glu 和 Lys 分开

A. 阴离子交换层析

B. 凝胶过滤

C. 阳离子交换层析

D. 低层析

E. 电泳

28. 了解细菌有无动力可用哪些方法

A. 特殊染色法

B. 压滴法

C. 革兰染色法

D. 半固体培养基穿插接种法

E. 墨汁染色法

29. 当患者发生血小板减少性紫癜时，其实验结果可为

A. 出血时间延长

B. 凝血酶原时间延长

C. 血小板减少

D. 凝血时间延长

E. 血块退缩不良

30. 关于骨髓取材满意的指标下列说法正确的是

A. 抽吸骨髓液时，患者有特殊的酸痛感

B. 骨髓液抽取量应 <0.2ml

C. 骨髓液抽取量应 >0.2ml

D. 骨髓抽出液中含较少的骨髓小粒，油滴

E. 显微镜下可见骨髓特有细胞

31. 能引起肥大细胞和嗜碱性粒细胞脱颗粒的因素是

A. 细胞表面 IgE 与多价抗原结合

B. C3a、C5a

C. IgE 与单价抗原结合

D. 植物凝集素与细胞上 IgE 分子多糖残基结合

E. 抗 FcεRI 抗体

32. 质控图至少应包括

A. 上控制界限

B. 下控制界限

C. 中心线

D. 允许误差限

E. 允许不精密度限

33. 免疫应答的主要特性是

A. 特异性　　　B. 多样性

C. 记忆性　　　D. 耐受性

E. 饱和性

34. 罗 – 琴培养基用于培养结核分枝杆菌的作用有

A. 营养作用

B. 鉴别作用

C. 选择作用

D. 含脂质生长因子，能刺激生长

E. 有利于长期培养

35. Ⅲ型高脂血症患者血脂和脂蛋白表现为

A. CM 升高　　　B. TG 升高

C. TC 升高　　　D. LDL 升高

E. IDL 升高

36. 干扰素的特性不包括

A. 具有种属特异性

B. 广谱抗病毒作用

C. 可直接杀伤靶细胞

D. 无副作用

E. 免疫调节作用

37. 外周血液涂片检查可能查到的寄生虫有

A. 钩虫

B. 阴道毛滴虫

C. 丝虫

D. 疟原虫

E. 并殖吸虫

38. 冠心病患者可表现为

A. 高三酰甘油血症

B. TC 升高

C. HDL – C 升高

D. LDL – C 升高

E. HDL – C 降低

39. 结核分枝杆菌常用的检测方法包括

A. 涂片镜检

B. 结核菌培养

C. 结核菌素试验

D. 血清抗体检测

E. TB DNA 检测

40. 用活化生物素标记的物质包括

A. 蛋白质醛基　　　B. 蛋白质羧基

C. 蛋白质巯基　　　D. 核酸

E. 蛋白质氨基

41. SLE 患者血清中可能出现的自身抗体有

A. 抗 dsDNA 抗体

B. 抗核小体抗体

C. 抗组蛋白抗体

D. 抗 SSA 抗体或抗 SSB 抗体

E. 抗心磷脂抗体

42. 异常阴道分泌物的性状描述正确的是

A. 灰白色奶油样见于细菌性阴道病

B. 黄色水样系病变组织变性、坏死所致

C. 豆腐渣样为老年性阴道炎特征

D. 黄绿色、泡沫状脓性白带常见于滴虫性阴道炎

E. 分泌物混有血液并有特殊臭味可见于阿米巴性阴道炎

43. 血管性血友病各分型中，由 vWF 合成缺陷所致的是
    A. 1 型   B. 2A 型
    C. 2B 型   D. 2N 型
    E. 3 型

44. vWF 可产生的止血功能包括
    A. 促进抗凝血酶合成增加
    B. 促进 t-PA 释放增加
    C. 与血小板膜 GP I b 结合
    D. 与血小板膜 GP II b/III a 结合
    E. 作为 FVIII 的载体蛋白

45. 流式尿有形成分分析仪通常使用的荧光染料为
    A. 菲啶
    B. 藻红蛋白
    C. 羧花青
    D. 异硫氰酸荧光素
    E. 花青素

三、共用题干单选题：以叙述一个以单一病人或家庭为中心的临床情景，提出 2~6 个相互独立的问题，问题可随病情的发展逐步增加部分新信息，每个问题只有 1 个正确答案，以考查临床综合能力。答题过程是不可逆的，即进入下一问后不能再返回修改所有前面的答案。

（46~48 共用题干）

某患者近来感觉乏力、胸闷、胸痛。1 周前患过感冒。检查发现心动过速、心律失常。初步诊断为心肌炎。

46. 已知引起心肌炎最常见的病原体是
    A. 腺病毒
    B. 流感病毒
    C. 呼吸道合胞病毒
    D. EB 病毒
    E. 柯萨奇病毒

47. 该病原体属于

A. 正黏病毒科   B. 副黏病毒科
C. 逆转录病毒科   D. 肠道病毒
E. 虫媒病毒

48. 下列关于该病原体生物学特性的描述，错误的是
    A. 基因组为单股 RNA
    B. 核衣壳呈 20 面体，立体对称
    C. 无包膜
    D. 经呼吸道感染
    E. 一般不引起胃肠道疾病

（49~50 共用题干）

患者男，30 岁，轻微外伤后，臀部出现一个大的血肿。患者既往无出血病史，其兄有类似出血症状。检验结果：血小板 300×10^9/L；APTT 66 秒（对照 50 秒）；PT 15 秒（对照 13 秒）；TT 19 秒（对照 19 秒）；Fg 3.6g/L。

49. 该患者最可能的诊断是
    A. ITP（原发免疫性血小板减少症）
    B. 血友病
    C. 遗传性纤维蛋白原缺乏症
    D. DIC
    E. Evarts 综合征

50. 为明确诊断，还必须做哪个试验
    A. CT
    B. 血块退缩试验
    C. STGT 及其纠正试验
    D. 血小板功能试验
    E. BT

（51~53 共用题干）

杂交信号的检测是 DNA 芯片技术中的重要环节。

51. 不可采用激光共聚焦芯片扫描仪检测信号的标记物质有
    A. FITC   B. FAM
    C. 量子点   D. 生物素
    E. Cy5

52. 不可采用 CCD 芯片扫描仪检测信号的标记物质有
    A. 异硫氰酸荧光素
    B. 羧基荧光素
    C. 亲和素
    D. Cy5
    E. Cy3

53. 无须通过免疫显色法进行检测的标记物质有
    A. 地高辛
    B. 过氧化物酶
    C. 亲和素
    D. 生物素
    E. Cy3

(54~57 共用题干)

医院感染可发生于机体各部位，了解常见医院感染的流行病学，有助于医院感染的预防及控制。

54. 最重要的医院肺炎是
    A. 机械通气相关性肺炎
    B. 肺炎链球菌肺炎
    C. 慢性支气管炎急性期
    D. 病毒性支气管炎
    E. 老年肺炎

55. 最常见的医院感染是
    A. 医院肺炎
    B. 泌尿道感染
    C. 手术部位感染
    D. 血流感染
    E. 胃肠道感染

56. 关于医院血流感染，下列叙述错误的是
    A. 病死率高，有些病死率 >50%
    B. 病原体主要来源于皮肤常驻菌或暂居菌
    C. 定植于血管内导管的微生物可致血流感染，且出现肉眼可见的外部感染
    D. 导管相关性血流感染最主要的危险

因素是插管持续时间、插管时的无菌操作和导管护理
    E. 某些病原体如多重耐药的凝固酶阴性葡萄球菌、假丝酵母菌导致的医院血流感染日益增加

57. 关于医院泌尿道感染，下列叙述错误的是
    A. 泌尿道感染最常见
    B. 80% 与留置导尿管有关
    C. 主要是内源性感染
    D. 泌尿道感染微生物学检查，病原菌常多于 2 种
    E. 约 2/3 医院革兰阴性菌血流感染与医院泌尿道感染有关

(58~60 共用题干)

患者女，20 岁，妊娠 31 周时因全身水肿和视物模糊就诊。妊娠 12 周时无明显水肿和视物模糊，当时的血压为 110/70mmHg。目前患者有烦躁不安，头痛，恶心，饮食较差，排便正常，尿较少。查体：血压 180/110mmHg（升高），发育正常，营养中等。全身凹陷性水肿（＋＋＋），五官无畸形。双肺呼吸音清晰，未闻及干湿性啰音。心率 100 次/分，律齐，闻及 2/6 级收缩期杂音，腹部隆起，宫底位于脐上 4 指，胎心心率 160 次/分。眼底检查：视（神经）盘水肿，交叉压迹不明显，动静脉管径比为 1：3，毛细血管变白发亮。

58. 该病例最可能的临床诊断是
    A. 急性肾炎
    B. 肾病综合征
    C. 妊娠期糖尿病肾病
    D. 妊娠期高血压综合征
    E. 妊娠期肾衰竭

59. 要诊断该患者为妊娠期高血压综合征，其特异的生化指标变化是

A. 血浆黏度降低

B. 血液中纤维蛋白降解产物降低

C. 血浆抗凝血酶Ⅲ增高

D. 血浆纤维连接蛋白增高

E. 尿蛋白阴性

60. 妊娠期高血压疾病最常见的并发症是

    A. 胎盘早剥

    B. 急性肾衰竭

    C. 心脏病

    D. 视网膜脱离

    E. HELLP 综合征

（61～63 共用题干）

患者女，36 岁，妊娠 30 周，行羊膜腔穿刺。

61. 羊水卵磷脂/鞘磷脂（L/S）比值 >2，提示

    A. 胎儿肺成熟

    B. 胎儿肺不成熟

    C. 胎儿肾成熟

    D. 胎儿肾不成熟

    E. 胎儿肝成熟

62. 随着胎儿成长，羊水中成分变化错误的是

    A. 钠离子浓度降低

    B. 渗透压增高

    C. 尿素浓度升高

    D. 肌酐浓度升高

    E. 尿酸浓度升高

63. 妊娠期羊水量最多的时期是

    A. 孕 10 周   B. 孕 16 周

    C. 孕 24 周   D. 孕 34 周

    E. 孕 38 周

（64～65 共用题干）

患者男，45 岁，既往体健，查体：眼睑及双下肢中度水肿，心肺（－）、腹部（－）、双肾区叩痛（＋）；实验室检查：尿常规为 Pro（＋＋＋＋），WBC 2～5 个/HP，RBC（＋）/HP，咽拭子培养为乙型溶血性链球菌生长，24 小时尿蛋白定量为 5.2g。

64. 该患者可能的诊断为

    A. 急性心功能衰竭

    B. 糖尿病肾病

    C. 急性肾小球肾炎

    D. 急性肾小管肾炎

    E. 慢性肾小球肾炎

65. 依据血液生化检查：BUN 62.5mmol/L，Scr 526.8pmol/L。该患者可能还存在的诊断为

    A. 肾小管性酸中毒

    B. 急性肾功能衰竭

    C. 慢性肾功能衰竭

    D. 糖尿病肾病

    E. 狼疮肾炎

四、案例分析题：每道案例分析题至少 3～12 问。每问的备选答案至少 6 个，最多 12 个，正确答案及错误答案的个数不定。考生每选对一个正确答案给 1 个得分点，选错一个扣 1 个得分点，直至扣至本问得分为 0，即不含得负分。案例分析题的答题过程是不可逆的，即进入下一问后不能再返回修改所有前面的答案。

（66～68 共用题干）

患者女，35 岁，就诊时自诉近 1 年来易急躁，怕热、多汗，易心悸，多食但易饥，体重减轻，吞咽障碍，体检时患者眼球突出，双侧甲状腺肿大，心动过速。

66. 该患者的诊断可能性最大的是

    A. 糖尿病

    B. 甲状腺功能减退

    C. 甲状腺功能亢进

    D. 高代谢综合征

E. 肾上腺皮质功能亢进症

F. 桥本甲状腺炎

67. 为确诊，进一步的实验室检查至少应包括

    A. TT_3、TT_4测定

    B. FT_3、FT_4测定

    C. TSH 测定

    D. TRH 兴奋试验

    E. TBG 测定

    F. TSH 受体抗体测定

68. 该患者最可能患的疾病是（提示　若后续实验室检查结果显示血清 FT_3 升高，血清 TSH 降低，TRH 兴奋试验阴性。）

    A. 垂体腺瘤

    B. 单纯性甲状腺肿

    C. 甲状腺癌

    D. Graves 病

    E. 亚急性甲状腺炎

    F. 桥本甲状腺炎

（69 ~ 72 共用题干）

    患儿男，2 岁，因发热 15 天，面色苍白入院。查体：贫血貌，左颈部可触及肿大淋巴结，胸骨压痛（＋），脾肋下 4 cm，全身散在出血点；血常规：WBC 43.52×10^9/L，Hb 78 g/L，PLT 62×10^9/L；骨髓检查示原始细胞 0.65，拟诊为急性白血病。

69. 原始细胞 MPO 染色阴性，可能性最大的是

    A. 急性淋巴细胞白血病

    B. 急性粒细胞白血病部分分化型

    C. 急性早幼粒细胞白血病

    D. 急性粒 - 单核细胞白血病

    E. 急性粒细胞白血病未分化型

    F. 红白血病

    G. 急性巨核细胞白血病

70. 有关免疫化学检测，正确的是〔提示

患者 MPO 染色、氯乙酸 AS - D 萘酯酶染色、α - 乙酸萘酯酶（α - NAE）染色阴性，PAS 染色原始细胞呈粗大颗粒或块状阳性反应，需进一步做免疫分型。〕

    A. 常规免疫化学染色主要技术有 APAAP 法、ABC 法和免疫荧光法

    B. ABC 法特异性好，不易受内源性酶的干扰

    C. 免疫化学检测技术主要包括免疫化学染色和免疫电泳技术

    D. 免疫固定电泳可用于鉴定冷球蛋白、免疫球蛋白的轻链类型

    E. 流式细胞技术对于骨髓组织学标本检测十分方便

    F. 免疫荧光染色法可用多色标记，荧光不容易减退

    G. 免疫细胞化学染色必须严格对照实验

71. 有关流式细胞技术（FCM）的临床应用，正确的是

    A. 是利用流式细胞仪进行的一种单细胞定量分析和分选技术

    B. 不仅具有高特异性，也有高敏感性的特征

    C. 仅可测定样本中某一种细胞所占的比例，不能用于绝对细胞计数

    D. 测定血细胞表达的分化抗原，为白血病确诊与鉴别提供依据

    E. 可早期探测白血病微小残留病变

    F. 可用于细胞凋亡检测

    G. 不可区分"活细胞"和"死细胞"

72. 有关白血病染色体核型分析技术，正确的是

    A. 只能用骨髓细胞进行培养

    B. 培养时应加入一定量的植物血凝素，以促使细胞分裂

C. 加入秋水仙素的量和时间将影响分裂象的数量和染色体形态

D. 培养基 pH、小牛血清质量及培养箱温度是培养成功的关键

E. 混匀细胞时，吹打频度和力度要适宜

F. 滴片的距离、滴加量会影响染色体分散效果

G. 染色体标本制备后宜立即进行 G 显带

H. 若发现染色体畸变，宜采用更多的显带技术深入研究

（73～76 共用题干）

患儿男，3 岁，受凉后发热、咳嗽 4 天，加重 1 天。查体：T 39℃，R 30 次/分，P 120 次/分。双肺可闻及干啰音和散在水泡音。

73. 患儿可能的诊断为
    A. 急性支气管炎
    B. 支气管肺炎
    C. 毛细支气管炎
    D. 上呼吸道感染
    E. 支气管哮喘
    F. 支气管异物

74. 为明确诊断以及确定致病的原因，需做的检查有
    A. 血常规
    B. 痰培养
    C. 痰直接涂片镜检
    D. 胸片
    E. 结核菌素实验
    F. 结核抗体检测

75. 提示：若胸片示双肺有多发性小斑片状阴影，可见小气囊，肋膈角变钝。血常规：白细胞计数 28×10^9/L，中性粒细胞 0.8，淋巴细胞 0.2。且痰标本在普通培养基上生长。该病的诊断为

A. 肺炎支原体肺炎
B. 肺炎衣原体肺炎
C. 呼吸合胞病毒肺炎
D. 细菌性肺炎
E. 支气管结核
F. 腺病毒肺炎

76. 可证实是葡萄球菌肺炎的试验是
    A. Optochin 试验
    B. 杆菌肽试验
    C. 凝固酶试验
    D. 触酶试验
    E. 菊糖发酵试验
    F. 甘露醇发酵试验

（77～81 共用题干）

患者男，17 岁，因关节不稳 4 年加重 1 年，左膝关节摔伤后疼痛入院，诊断左膝创伤性关节炎、前交叉韧带损伤，行左膝关节镜下检查清理、滑膜切除及前交叉韧带重建术。术前血常规：Hb 154g/L，WBC 5.61×10^9/L，PLT 165×10^9/L；术后第 2 天血常规：Hb 146g/L，WBC 11.34×10^9/L，PLT 48×10^9/L（已复查）。术后第 3 天复查血常：PLT 57×10^9/L。

77. 患者关节镜手术失血量少，未输血。对于该患者手术前后血常规结果，分析正确的是
    A. 手术后血红蛋白下降约 10g/L，与患者手术失血少相符合
    B. 手术后血红蛋白下降约 10g/L，与患者手术失血少相不符
    C. 白细胞计数明显增高，提示该患者手术后已发生了感染，应立即进行细菌检查，并更换抗生素
    D. 在确认报告时，检验者发现 LIS 系统中该患者手术前后血小板不一致，因此再次上机检测，结果一致，故在报告中注明"已复查"后

发出报告

E. 血小板在手术后发生明显下降可能是手术或药物作用的原因

F. 患者术后常规应用头孢类抗生素仅1天，也未大量输血，因此血小板明显下降无法明确原因

78. 患者白细胞计数明显增高，该患者的主治医生是一年轻医生，临床经验尚不足。请你帮他对此进行分析

A. 白细胞计数增高，有可能是发生了感染，更可能是由于机体对手术的应激反应

B. 白细胞分类有助于鉴别感染和对手术的应激反应

C. 白细胞碱性磷酸酶染色有助于鉴别感染和对手术的应激反应

D. 血液CRP检测有助于鉴别感染和对手术的应激反应

E. 观察CRP的变化有助于鉴别感染和对手术的应激反应

F. 关节液中细胞的数量和分类有助于感染的判断

G. 该情况一般不需进行细菌学检查或更换抗生素

79. 临床医生依据经验，认为该患者血小板明显下降是无法解释的，怀疑检验科血小板检查的结果，作为实验室负责人，你的意见是

A. 首先需要复查原先的血样，如果标本还保存的话

B. 如果标本已丢弃，按照实验室管理要求，患者当时血片应该保存，对血片的复核可能提供一定的线索

C. 告诉临床医生，检验结果在发出前已再次复查，确定是可信的，请临床医生从患者本身寻找原因

D. 和临床医生共同分析讨论血小板降

低的可能因素，包括临床和实验室方面

E. 检验科在报告确认的流程上存在缺陷

F. 应该再次复查患者血常规

G. 因患者处于恢复期，血小板可能也逐渐恢复，因此再次复查血常规没有判断价值

80. 【提示】为了查找该患者血小板减少的原因，实验室负责人拟复查原标本，但标本只保存24小时，已丢弃；遂查找其血片拟进行显微镜复查，发现无此患者血片。因此发现手术后的2次血常规均为周六日急诊值班人员报告，值班员未推片进行显微镜复检。患者血小板减少的可能原因有

A. 护士抽血不顺利，导致血液微凝集

B. 患者手术后高凝状态，导致血小板微凝集

C. 患者合并其他疾病，出现冷凝集

D. 患者行手术，由于应激反应，血小板向手术部位大量聚集，导致血小板减少

E. 患者对头孢过敏，应用抗生素1天后，血小板即大量下降

F. 急诊化验室仪器失控，血红蛋白、白细胞检测正常而血小板检测结果偏差大

G. 患者术后发生了对抗凝剂依赖的血小板假性减少

81. 【提示】临床医生检查认为检验科检测可能存在问题，术后第3天再次抽患者血液复查，血小板仍然减低，但镜检发现血小板聚集明显，由此确定该患者的血液标本发生了抗凝剂依赖的血小板聚集。以下描述正确的有

A. 该错误报告的发出，主要是急诊工

作人员经验不足，没有按照检验流程进行复检所致

B. 抗凝剂依赖的血小板聚集多发生在肿瘤患者，自身免疫病、手术后等

C. 抗凝剂依赖的血小板聚集可呈一过性

D. 抗凝剂依赖的血小板聚集只有用人工计数才能得出正确的血小板计数

E. 抗凝剂依赖的血小板聚集常常采用更换抗凝剂为肝素后，再上血液分析仪检测即可得到正确的结果

F. 显微镜检查是避免发生类似错误的有效手段

(82~89 共用题干)

患者男，64 岁，患支气管十余年，近日因咳嗽半个月就诊。

82. 对痰的细菌学检测结果进行解释时，以下哪些观点正确
    A. 肺炎链球菌和流感嗜血杆菌是主要的病原菌
    B. 检出的细菌即可认为是病原菌
    C. 优势生长的阴性杆菌可能为病原菌
    D. 优势生长的白色念珠菌可能是痰标本的病原菌
    E. 应根据正常菌群的构成和比例综合分析
    F. 痰标本的细菌学检查对呼吸道感染的诊断有重要意义

83. 有关革兰染色方法，以下说法正确的是
    A. 首先用结晶紫初染
    B. 碘－碘化钾溶液媒染为第二步
    C. 75% 酒精脱色为第三步
    D. 革兰染色法是细菌学中很重要的鉴别染色法
    E. 草酸铵结晶紫染为第一步
    F. 用蕃红染液复染 30 秒

84. 有关细菌 L 型，以下说法正确的是
    A. L 型的检查可采用特殊培养基进行
    B. L 型的检查意义不大
    C. 细菌 L 型是细胞壁缺陷型细菌
    D. L 型细菌的菌落与母菌相同
    E. L 型细菌典型的菌落为油煎蛋样
    F. 细菌 L 型生长繁殖较原菌快

85. 有关细菌 L 型，以下说法哪些正确
    A. 细菌 L 型大小不一，形态各异，染色不易着色
    B. 革兰阴性菌形成对低渗环境具有一定抵抗力的圆球体，称原生质球
    C. 革兰阳性菌细胞壁缺失，呈球形，称原生质体
    D. 最早由法国 Lister 研究院发现
    E. 只有部分细菌发现有细菌 L 型的变异型存在
    F. 细胞壁因理化或生物因素破坏，但仍能在高渗环境下存活

86. 微生物学中常用免疫检测技术包括
    A. 沉淀反应
    B. 凝集反应
    C. 补体结合试验
    D. 免疫荧光技术
    E. 酶联免疫吸附试验
    F. 免疫印迹技术

87. 以下因素构成机体对细菌的基本抵抗力的有
    A. 完整的皮肤黏膜
    B. 胎盘屏障
    C. 血－脑屏障
    D. 体液中的溶菌酶及酸性成分
    E. 吞噬细胞及细胞因子
    F. 自然杀伤细胞

88. 原核生物界包括
    A. 衣原体
    B. 细菌
    C. 放线菌
    D. 螺旋体

E. 真菌　　　　　F. 支原体

89. 检测细菌耐药性的方法包括
    A. 用苯唑西林纸片筛选耐甲氧西林的葡萄球菌
    B. 产色头孢菌素法测定细菌 β – 内酰胺酶
    C. 用万古霉素纸片筛选耐万古霉素的肠球菌
    D. 用青霉素纸片筛选耐青霉素的肺炎链球菌
    E. 用双纸片法筛选产 ESBLs 的细菌
    F. 用碳青霉烯酶的表型筛选肠杆菌科细菌

（90 ~ 93 共用题干）

患者男，67 岁，因发热、腹痛伴反复腹泻（每日 4 ~ 9 次）4 天入院。3 周前，该患者行髋关节置换术。住院期间出现肺炎，经验性使用头孢呋辛和克林霉素治疗。患者症状逐渐改善，在家休养期间坚持口服抗生素。1 周前出现腹泻。其妻子无类似症状。查体：T 39℃，P 114 次/分，R 18 次/分，BP 94/50mmHg。患者面色苍白，意识模糊，无法回答问题。皮肤弹性差，唇干燥；实验室检查：Hct 45%；血常规：WBC 12.8×10^9/L，PMN 0.71，淋巴细胞 0.24；血气正常；血生化：BUN 28mg/dl，Cr 1.5mg/dl；乙状结肠镜检查：结肠假膜。

90. 临床怀疑为艰难梭状芽孢杆菌引起的感染，对于该患者，更具特异性的检查是
    A. 细菌培养
    B. PCR
    C. 细胞培养检测毒素
    D. EIA 检测毒素
    E. 抗原检测
    F. 抗体检测

91. 该病原体除引起腹泻外，其他的临床表现包括
    A. 假膜性结肠炎
    B. 中毒性巨结肠
    C. 麻痹性肠梗阻
    D. 败血症
    E. 无症状携带者
    F. 死亡

92. 艰难梭状芽孢杆菌相关性疾病的治疗方法包括
    A. 停用疾病相关的抗生素
    B. 口服甲硝唑
    C. 口服万古霉素
    D. 口服红霉素
    E. 支持治疗
    F. 口服环丙沙星
    G. 外科手术干预

93. 控制和预防艰难梭状芽孢杆菌相关性疾病的措施包括
    A. 限制广谱抗生素的使用
    B. 洗手
    C. 肠道预防
    D. 隔离艰难梭状芽孢杆菌相关性疾病患者
    E. 口服抗生素
    F. 外科手术干预

（94 ~ 97 共用题干）

某医院检验科新购进一台尿干化学分析仪，装机当天，实验室原有干化学分析仪发生故障，工作人员即启用新购进的尿干化学分析仪，进行检测并发送报告。

94. 如何评价新仪器发送的检验报告
    A. 可以接受
    B. 需结合镜检结果，如符合，则可以发送报告
    C. 仪器校准后，即可分析、发送报告
    D. 仪器校准，质控合格、性能验证通过，并与外院比对结果合格后，才

能分析样本

E. 仪器校准，质控合格，在与外院比对结果合格后，才可分析样本

F. 仅需通过设备性能验证后即可以进行临床样本检测

95. 尿干化学分析仪室内质控采用质控品的要求至少使用

A. 1 份正常水平

B. 1 份异常水平

C. 1 份正常水平和 1 份异常水平

D. 1 份正常水平和 2 份异常水平

E. 2 份正常水平和 2 份异常水平

F. 2 份正常水平和 1 份异常水平

96. 尿干化学分析仪室间质评周期为

A. 6 个月　　　　B. 12 个月

C. 3 个月　　　　D. 18 个月

E. 24 个月　　　　F. 4 个月

97. 关于尿干化学分析仪的使用，说法正确的是

A. 试剂带浸泡时间越长越好

B. 每天进行一次保养

C. 分析尿蛋白时，要注意尿 pH 对结果的影响

D. 尿 pH 对尿比重测定没有影响

E. 尿干化学 pH 结果可以满足临床对尿 pH 的所有要求

F. 不同厂家的干化学试纸条可以通用

（98~100 共用题干）

沙眼衣原体（CT）是引起沙眼，非淋菌性尿道炎和淋病淋巴肉芽肿的主要病原体。

98. 下面哪些方法能快速、准确地检测是否有沙眼衣原体感染

A. 涂片染色法

B. 细菌分离培养法

C. 荧光抗体法

D. ELISA

E. PCR 法（聚合酶链反应）

F. 连接酶链式反应

99. 对于 PCR 诊断 CT 感染，表述正确的是

A. PCR 的特异性主要取决于引物的特异性

B. 不同引物扩增时其灵敏度和特异性一样

C. 所选靶序列可为 MOMP 基因

D. 所选靶序列可为特有质粒 DNA

E. 可采用免疫杂交 PCR

F. 可采用竞争性 PCR

100. 下面哪些是分子诊断用于 CT 检测的特点

A. 敏感性高

B. 特异性高

C. 适用于 CT 的早期诊断

D. 无症状携带者比有症状患者检出率低

E. 可应用于 CT 感染的流行病学调查

F. 适用于无症状携带者的检测

全真模拟试卷（四）

1. 涂片中上皮细胞增生的特点为

   A. 核形轻度畸形

   B. 核形态异常

   C. 核染色质增粗，染色变深

   D. 核分裂活跃

   E. 出现核异质细胞

2. 患者女，24 岁，下午 4 点在高热天气工
   作时突然晕厥，面色苍白，全身冒汗，
   四肢发凉，腹痛，问诊知午饭进食较
   少，月经逾期 1 周。实验室检查：Hb
   120g/L，血糖 6.1mmol/L，尿 WBC
   （＋）/HP，尿蛋白阴性，尿 hCG 阳性，
   尿淀粉酶阴性。该患者最可能是

   A. 妊娠早期反应

   B. 中暑

   C. 尿路感染

   D. 急性胰腺炎

   E. 饥饿

3. 编制质量管理体系文件时，下列哪种做
   法是错误的

   A. 可以借鉴其他实验室的文件

   B. 可以由相关的咨询服务机构代为
   完成

   C. 既能体现自身特点，又能满足质量
   需求

   D. 全员参与

   E. 形成必要的控制文件是实施质量体
   系评价的基础和依据

4. 影响毛细血管血压的是

   A. 毛细血管前阻力和毛细血管后阻力
   之差

   B. 毛细血管前阻力和毛细血管后阻力
   之和

   C. 毛细血管前阻力和毛细血管后阻力
   之积

   D. 毛细血管前阻力和毛细血管后阻力
   之比

   E. 毛细血管前阻力和心输出量之积

5. 呼吸道病毒是指

   A. 以呼吸道为传播途径的病毒

   B. 引起呼吸道局部病变的病毒

   C. 主要以呼吸道为侵入门户，进入血
   流引起全身症状的病毒

   D. 主要以呼吸道为侵入门户，引起呼
   吸道局部病变而不引起全身症状的
   病毒

   E. 主要以呼吸道为侵入门户，引起呼
   吸道局部病变或伴有全身症状的
   病毒

6. 如果用化学法检测出患者粪便隐血，可
   能使试验出现假阴性的物质是

   A. 铁剂

   B. 含过氧化物酶的新鲜蔬菜

   C. 维生素 C

   D. 动物血

   E. 粪便中血红蛋白浓度过高

7. 对分离细胞的保存，下列说法错误的是

   A. 用适量的含有 10% ~ 20% 灭活小牛
   血清的 Hanks 等培养液稀释重悬，
   培养液要求等渗，具有 pH 缓冲作

用，并对细胞无毒性

    B. 细胞冷冻时降温的速度宜慢，解冻时升温的速度宜快

    C. 短期保存时，可放4℃保存较好

    D. 短期保存时，迅速改变细胞所处的温度，以免造成温度休克

    E. 长期保存时，应放入液氮罐中在深低温条件下保存，并加入二甲基亚砜冷冻保护剂

8. 用于HLA-Ⅱ类分子分型的应用最广，最简便快捷和精确的方法是

    A. SBT   B. PCR-SSO

    C. PCR-SSP   D. RFLP

    E. PCR-SSCP

9. 下列哪种属于免疫抑制剂

    A. 左旋咪唑   B. 转移因子

    C. 卡介苗   D. 西咪替丁

    E. 氮芥

10. 下列抗体中是SLE的血清标记抗体且与疾病的活动度相关的是

    A. 抗Scl-70抗体

    B. 抗dsDNA抗体

    C. 抗Sm抗体

    D. 抗ssDNA抗体

    E. 抗着丝点抗体

11. 能调节维生素A、C、E、K吸收与消耗的元素是

    A. 钙   B. 铁

    C. 硒   D. 锌

    E. 锰

12. 肝生物转化作用中葡萄糖醛酸的供体是

    A. GA   B. UDP-G

    C. ADP-GA   D. UDP-GA

    E. ATP

13. 参与合成蛋白质的氨基酸是

    A. 除甘氨酸外旋光性均为左旋

    B. 除甘氨酸外均为L-α-氨基酸

    C. 只含α-氨基和α-羧基

    D. 均有极性侧链

    E. 均能发生双缩脲反应

14. 金黄色葡萄球菌与表皮葡萄球菌的主要鉴别试验是

    A. VP试验   B. 吲哚试验

    C. 凝固酶试验   D. 触酶试验

    E. O/F试验

15. 关于内毒素的说法错误的是

    A. 来源于革兰阴性菌

    B. 其化学成分是脂多糖

    C. 性质稳定，耐热

    D. 菌体死亡裂解后释放出来

    E. 能用甲醛脱毒制成类毒素

16. 以下哪项不是荚膜组织胞浆菌的特点

    A. 25℃培养时为菌丝相

    B. 菌体卵圆形，直径2~4μm

    C. 37℃培养时为酵母相

    D. 有荚膜

    E. 有包囊和滋养体两种形态

17. 能在无生命培养基中生长、繁殖的最小的原核细胞型微生物是

    A. 支原体   B. 衣原体

    C. 立克次体   D. 病毒

    E. 细菌L型

18. 用粪便隐血试验鉴别消化道良性与恶性肿瘤所致的出血，有价值的是

    A. 出现阳性的程度

    B. 出现阳性的时间快慢

    C. 出现阳性的颜色深浅

    D. 阳性持续的时间

    E. 何种隐血试验

19. 浆膜腔积液中出现少量浆细胞见于

    A. 膈下脓肿

B. 结缔组织疾病

C. 化脓性积液

D. 血管炎

E. 充血性心力衰竭

20. 尿液亚硝酸盐检测是
    A. 尿路细菌感染的快速筛检试验
    B. 内分泌疾病如糖尿病的诊断治疗及预后判断
    C. 泌尿道疾病的诊疗效果评价
    D. 了解体内酸碱平衡
    E. 尿路细菌感染的确诊试验

21. 在进行临床基因扩增检验的实验室各分区中，希望设置为负压的是
    A. 标本接收区　　　B. 试剂准备区
    C. 标本制备区　　　D. 扩增区
    E. 产物分析区

22. 能刺激骨髓中多种谱系细胞集落形成，称为多克隆集落刺激因子（M－CSF）的是
    A. IL－1　　　　　B. IL－3
    C. IL－6　　　　　D. IL－11
    E. IL－12

23. T－ALL 的免疫学标记是
    A. CD33、CD13
    B. CD3、CD7
    C. CD19、CD22
    D. CD41、CD61
    E. CD34、CD38

24. 淋巴细胞再循环的起点、中途站和归巢的终点是
    A. 骨髓
    B. 胸腺
    C. 中枢免疫器官
    D. 外周免疫器官及外周淋巴组织
    E. 脾和淋巴结

25. 患者女，44 岁，牧民，食用蒸煮的病死绵羊肉，2 天后全身无力，并排紫黑色血便，经检查诊断为肠炭疽。试分析该患感染的最主要原因。
    A. 缺乏特异免疫力
    B. 经呼吸道感染
    C. 炭疽毒素
    D. 荚膜
    E. 肉中芽孢未被杀死

二、多选题：每道试题由 1 个题干和 5 个备选答案组成，题干在前，选项在后。选项 A、B、C、D、E 中至少有 2 个正确答案。

26. 厌氧标本采集和运送时，应该注意
    A. 绝对不能被正常菌群污染
    B. 任何伤口标本都可以用拭子在伤口表面采集
    C. 对于下呼吸道分泌物，用自然咳出的痰标本做厌氧培养
    D. 尽量避免接触空气
    E. 尿道感染时，用自然排出的尿标本做厌氧培养

27. 条件性致病菌的致病条件是
    A. 寄居部位改变
    B. 拮抗作用
    C. 菌群失调
    D. 免疫作用增强
    E. 内源性感染

28. 用于免疫金溶液保存的稳定剂是
    A. 多种蛋白质　　　B. PEG2000
    C. 葡聚糖　　　　　D. 甲醛
    E. 明胶

29. 弥散性血管内凝血（DIC）的病理生理特点是
    A. 血小板聚集
    B. 病理性凝血酶生成
    C. 纤维蛋白在微血管内沉积
    D. 微血栓形成

E. 继发性纤溶亢进

30. 粒红比例<2，通常出现在下列何者

    A. 慢性粒细胞白血病

    B. 急性化脓性感染

    C. 急性粒细胞白血病

    D. 巨幼细胞贫血

    E. 缺铁性贫血

31. 介导Ⅰ型超敏反应的预合成介质是

    A. 组胺　　　　　B. LTS

    C. 缓激肽　　　　D. PGD_2

    E. 激肽原酶

32. 下列细菌属于口咽部正常菌群组成的是

    A. 甲型链球菌

    B. 奈瑟菌

    C. 副流感嗜血杆菌

    D. 葡萄球菌

    E. 棒状杆菌

33. 支原体的繁殖方式有

    A. 有性繁殖　　　B. 无性二分裂

    C. 出芽　　　　　D. 分枝

    E. 分节段

34. 下列病毒经鸡胚接种后可出现血凝现象的是

    A. 痘病毒　　　　B. 流感病毒

    C. 副流感病毒　　D. 腮腺炎病毒

    E. 疱疹病毒

35. 弧菌属和气单胞菌属的鉴别依据O/129敏感试验，弧菌属

    A. 150 μg/片有抑菌环

    B. 10 μg/片有抑菌环

    C. 150 μg/片无抑菌环

    D. 10 μg/片无抑菌环

    E. 150 μg/片无抑菌环，10 μg/片无抑菌环

36. 代谢综合征可表现为胰岛素抵抗与胰岛素抵抗引起的脂质代谢紊乱，主要包括

    A. 高三酰甘油血症

    B. 低HDL-C血症

    C. 小而致密的LDL水平升高

    D. ApoAⅠ/ApoB100比值降低

    E. 餐后脂血症

37. 符合肾上腺皮质功能亢进的实验室检测结果有

    A. 血Na^+降低　　B. 血K^+降低

    C. 血Ca^+降低　　D. 血糖升高

    E. 葡萄糖耐量降低

38. 下列有关协同凝集试验的叙述中，正确的是

    A. 属于间接凝集反应

    B. 以金黄色葡萄球菌作为颗粒性载体

    C. 菌体的细胞壁中含有SPA，可与IgG特异性结合

    D. IgG通过其Fab段结合菌体

    E. 主要应用于可溶性抗原的检出

39. 有关免疫球蛋白轻链，叙述错误的是

    A. 免疫球蛋白有κ及λ2种轻链

    B. 一种免疫球蛋白分子的2条轻链可以共存κ、λ2个型

    C. κ和λ轻链水平均减低，κ/λ值正常，常见于低免疫球蛋白血症

    D. 仅λ型游离链能从尿中排出

    E. κ和λ轻链水平均升高，κ/λ值正常，常见于多克隆增殖性疾病

40. 下列说法正确的是

    A. 正常前列腺液为乳白色、稀薄、透明的液体

    B. 标本采集失败后，可检验按摩前列腺后的尿液

    C. 前列腺液采集后应立即送检

D. 前列腺液呈红色可能由按摩过度引起

E. 前列腺液一般采用非染色直接涂片进行显微镜检验

41. 急性心肌梗死时，可作为心肌损伤早期标志物的有

　　A. 肌酸激酶

　　B. 心肌肌钙蛋白

　　C. 肌红蛋白

　　D. 乳酸脱氢酶

　　E. 肌酸激酶同工酶 MB

42. 关于血气标本的采集，下列说法正确的是

　　A. 最好使用专用的肝素抗凝血气针

　　B. 血气分析的标本应取动脉血

　　C. 如标本不能及时送检，保存在 2℃ ~ 8℃，不超过 2 小时

　　D. 最好在停止给氧 30 分钟后再采血，否则应在送检单上注明给氧浓度

　　E. 采集量至少 1.0ml

43. 可被纤溶酶水解的凝血因子有

　　A. F Ⅱ 　　　　　　B. F Ⅲ

　　C. F Ⅶ 　　　　　　D. F Ⅷ

　　E. F Ⅹ

44. 血管性血友病的确诊试验是

　　A. 多聚体分析

　　B. PFA - 100 血小板功能仪分析

　　C. 交叉免疫电泳

　　D. 出血时间

　　E. 瑞斯托霉素诱导血小板聚集试验

45. 急性早幼粒细胞白血病骨髓细胞化学染色的特点是

　　A. POX 染色阳性

　　B. SBB 染色阳性

　　C. NAP 染色阳性

　　D. AS - D - NAE 染色阳性

E. AS - D - NCE 染色阳性

三、共用题干单选题：以叙述一个以单一病人或家庭为中心的临床情景，提出 2 ~ 6 个相互独立的问题，问题可随病情的发展逐步增加部分新信息，每个问题只有 1 个正确答案，以考查临床综合能力。答题过程是不可逆的，即进入下一问后不能再返回修改所有前面的答案。

（46 ~ 50 共用题干）

　　患者男，31 岁，咳喘 3 周，偶有咳少量黏痰，受寒冷刺激加重，每天晚间、清晨均有剧咳而影响睡眠，用青霉素、头孢菌素和多种祛痰止咳剂未能缓解。查体：双肺闻及哮鸣音；胸片：心肺无异常。

46. 此患者最可能的诊断是

　　A. 急性上呼吸道感染

　　B. 急性支气管炎

　　C. 支气管内膜结核

　　D. 支气管哮喘

　　E. 喘息性支气管炎

47. 对本患者的诊断检查价值最大的是

　　A. 血常规及嗜酸性粒细胞检查

　　B. 常规肺通气检查

　　C. 支气管激发试验

　　D. 纤维支气管镜检查

　　E. 胸片和 CT 检查

48. 本患者血常规结果最可能是

　　A. 外周血白细胞总数升高，嗜酸性粒细胞比例升高

　　B. 外周血白细胞总数降低，嗜酸性粒细胞比例降低

　　C. 外周血淋巴细胞比例升高

　　D. 外周血中性粒细胞比例显著升高

　　E. 外周血白细胞总数降低，嗜碱性粒细胞比例显著升高

49. 该患者发作期间哪项免疫球蛋白最有可能升高

A. IgG B. IgM

C. IgE D. IgD

E. IgA

50. 引起该病发作，释放生物活性物质的细胞是

A. 浆细胞

B. 肥大细胞

C. 柱状上皮细胞

D. 肺泡Ⅰ型细胞

E. 肺泡Ⅱ型细胞

(51 ~ 53 共用题干)

患者女，40 岁，3 年前有黄疸肝炎史，经治疗后好转，近来乏力、纳呆。体检：巩膜黄染，慢性肝病面容，肝肋下 2cm，脾肋下刚及。实验室检查：HBsAg（+），HBeAg（+），抗 – HBc – IgM（+），ALT 150U/L，类风湿因子（+），抗核抗体 1∶100（+）。

51. 该患者诊断为

A. 慢性迁延性肝炎

B. 慢性活动性肝炎

C. 慢性重症肝炎

D. 肝硬化

E. 肝癌

52. 关于该病的发病机制，下列说法正确的是

A. HBV 直接损伤是主要致病因素

B. HBsAg 是主要的免疫攻击位点

C. 免疫复合物可引起肝外组织损伤

D. 初次感染 HBV 的年龄越小，慢性化的概率越小

E. 抗核抗体阳性时肝损害通常减轻

53. 该病肝细胞破坏的机制是

A. CD8$^+$ 细胞通过识别肝细胞膜上表达的 HBcAg 和 HLA – Ⅰ 导致细胞溶解

B. CD4$^+$ 细胞通过识别肝细胞膜上表达的 HBcAg 和 HLA – Ⅰ 导致细胞溶解

C. CD8$^+$ 细胞通过识别肝细胞膜上表达的 HBcAg 和 HLA – Ⅱ 导致细胞溶解

D. CD8$^+$ 细胞通过识别 B 细胞膜上表达的 HBcAg 和 HLA – Ⅱ 导致肝细胞溶解

E. CD4$^+$ 细胞通过识别 B 细胞膜上表达的 HBcAg 和 HLA – Ⅱ 导致肝细胞溶解

(54 ~ 55 共用题干)

患者男，55 岁，3 年前因胃癌行全胃切除术。近 1 年来渐感头晕、乏力，活动后心悸、气急。外周血检查结果：RBC 2.5 × 10^{12}/L，Hb 95g/L，网织红细胞 0.15%，MCV 115fl，MCH 38pg，MCHC 330g/L。

54. 根据外周血检查结果，该患者可初步诊断为

A. 正细胞贫血

B. 单纯小细胞贫血

C. 小细胞低色素性贫血

D. 大细胞贫血

E. 大细胞低色素性贫血

55. 该患者最可能的诊断为

A. 缺铁性贫血

B. 巨幼细胞贫血

C. 再生障碍性贫血

D. 溶血性贫血

E. 骨髓病性贫血

(56 ~ 58 共用题干)

患者男，55 岁，患严重的背部疼痛及不适，3 个月内体重下降 3kg。实验室检查：血清总蛋白 110 g/L，清蛋白 39 g/L，

血清蛋白电泳见 γ - 球蛋白区带中间部分显著深染，其扫描峰高于清蛋白。

56. 可初步诊断为
 A. 多发性骨髓瘤 B. 肾结石
 C. 肝硬化   D. 肝癌
 E. 背部劳损

57. 其血清蛋白电泳中所见的典型蛋白峰是
 A. 本 - 周蛋白   B. IgM
 C. M 蛋白   D. 免疫球蛋白轻链
 E. 免疫球蛋白重链

58. 为进一步确定该典型蛋白峰，采用的方法是
 A. 免疫比浊法
 B. 免疫固定电泳
 C. 琼脂糖凝胶电泳
 D. 醋酸纤维素薄膜电泳
 E. 紫外分光光度法

（59 ~ 62 共用题干）

 患者男，35 岁，HIV 阳性。持续中度发热、寒战，头痛进行性加重 2 周。查体：T 39.0℃，精神倦怠、轻度颈项强直、生理反射减弱。胸部 X 线片示正常。

59. 抽取该患者脑脊液进行分析，可能表现为
 A. WBC < 10/μl，蛋白 < 40 mg/dl，葡萄糖 > 2.77 mmol/L
 B. WBC > 1000/μl（PMNS > 50%），蛋白 > 100mg/dl，葡萄糖 < 2.22mmol/L
 C. WBC 10 ~ 100/μl（淋巴 > 50%），蛋白 < 100mg/dl，葡萄糖 < 2.77mmol/L
 D. WBC < 10/μl（PMNS < 50%），蛋白 > 100mg/dl，葡萄糖 > 2.22mmol/L
 E. WBC 200 ~ 300/μl（PMNS > 50%），蛋白 > 100mg/dl，葡萄糖 < 2.22mmol/L

60. 若脑脊液墨汁染色阳性，最有可能引起该疾病的毒力因子是

 A. 可溶性 β - 1,3 葡聚糖
 B. 多糖荚膜
 C. 肉芽肿形成可溶性抗原
 D. 非典型细胞壁肽聚糖
 E. 有丝分裂原

61. 若该患者感染未能控制，最可能是宿主反应中
 A. PMN 反应缺陷
 B. 黏膜 IgA 反应缺陷
 C. 体液 IgM 和 IgG 反应缺陷
 D. 补体替代途径缺陷
 E. 细胞介导的反应缺陷

62. 下列药物适于该患者治疗的是
 A. 氟康唑 + 磺胺嘧啶
 B. 青霉素 G + 利福平
 C. 两性霉素 B + 氟康唑 + 氟胞嘧啶
 D. 异烟肼 + 利福平
 E. 头孢曲松 + 地塞米松

（63 ~ 65 共用题干）

 患者女，70 岁，因化疗导致贫血，Hct 0.17。共申请 3U 的红细胞。即将输完时，患者出现咳嗽，呼吸急促，血压升高，心动过速。

63. 患者最可能发生了哪一类型的输血反应
 A. 急性溶血反应
 B. 过敏反应
 C. 细菌污染
 D. 输血相关性急性肺损伤
 E. 循环负荷过重

64. 判断该患者为此种输血反应的鉴别依据是
 A. 呼吸急促   B. 咳嗽
 C. 血压升高   D. 心动过速
 E. 输血量及种类

65. 可能造成上述输血不良反应的原因是

A. 患者血浆中存在白细胞抗体

B. 患者血浆中存在同种抗体

C. 献血员血浆中存在致热原

D. 献血员血浆中存在白细胞抗体

E. 输血速度过快

四、案例分析题：每道案例分析题至少 3～12 问。每问的备选答案至少 6 个，最多 12 个，正确答案及错误答案的个数不定。考生每选对一个正确答案给 1 个得分点，选错一个扣 1 个得分点，直至扣至本问得分为 0，即不含得负分。案例分析题的答题过程是不可逆的，即进入下一问后不能再返回修改所有前面的答案。

（66～73 共用题干）

患者女，40 岁，发热，牙龈出血伴月经量增多 2 周就诊，体检：体温 39.2℃，贫血面容，浅表淋巴结（-），胸骨压痛（+），肝肋下 1cm，脾肋下 2cm；检验结果：Hb 72g/L，WBC 30×10^9/L，PLT 29×10^9/L，骨髓增生明显活跃，原始细胞占 0.62（62%）。

66. 为对上述患者进行正确治疗，通常宜进行下列哪些检查

A. 骨髓活检组织学检查

B. 染色体组织型分析

C. 血细胞组织化学染色

D. 单克隆抗体检查

E. 血培养

F. 免疫学检查

67. 下列属于白细胞代谢及其产物检验的有

A. 硝基四氮唑蓝还原试验

B. 过氧化物酶检测

C. N-碱性磷酸酶检测

D. 酸性 α-醋酸酯酶检测

E. 末端脱氧核苷酰转移酶检测

F. 血清溶菌酶活性试验

68. 关于 DNA 含量检测的描述，正确的是

A. 选用的荧光染料是碘化丙啶

B. PI 可嵌入双链 DNA 和 RNA 碱基对中与之结合

C. PI 也可嵌入双 RNA 碱基对中与之结合

D. 用 PI 染 DNA 后在指定的光波激发下发绿色荧光

E. 根据不同的荧光强度即可得知 DNA 含量

F. DNA 在 260nm 处有很高的吸收峰

69. 对白细胞免疫标记进行检测的方法有

A. 流式细胞仪计数检测法

B. 荧光显微镜检测计数检测法

C. 生物素-亲和素酶标检测法

D. 聚合酶链式反应法

E. 碱性磷酸酶抗碱性磷酸酶桥联酶标检测法

F. 酶联免疫吸附试验

70. 下列哪些符合传染性单核细胞增多症骨髓象表现

A. 骨髓有特异性改变

B. 原淋巴细胞增多

C. 单核细胞常增多

D. 可见异型淋巴细胞

E. 淋巴细胞比例增加或正常

F. 组织细胞可增生

71. 粒细胞减少的原因和发病机制包括

A. 粒细胞释放障碍

B. 边缘池粒细胞增多，循环池粒细胞减少

C. 粒细胞成熟障碍

D. 粒细胞破坏或消耗过多

E. 粒细胞膜结构异常

F. 粒细胞增值异常

72. 临床上引起嗜酸性粒细胞增多症的最常见病因是
    A. 恶性淋巴瘤
    B. 嗜酸性淋巴肉芽肿
    C. 高嗜酸性粒细胞综合征
    D. 寄生虫感染
    E. 变态反应性疾病
    F. 细胞感染

73. 为了减少恶性组织细胞病的误诊，除骨髓细胞形态检查外，还应做
    A. 免疫表型检查   B. 病理学检查
    C. 染色体检查   D. 细胞化学染色
    E. 骨髓细胞培养   F. 血清铁蛋白测定

(74～81 共用题干)

患者女，21 岁，急性腹痛入急诊就诊。妇科检查：阴道有少量流血，尿 hCG（＋）。

74. 关于 hCG 的叙述，错误的是
    A. 血液浓度低于尿液浓度
    B. 具有性腺发育的作用
    C. 只存在于孕妇血液和尿液中
    D. 不随胎盘重量增加而分泌增多
    E. 由 2 个独立的共价键相连的肽链组成
    F. 分泌后直接进入母血，几乎不进入胎血循环

75. 能与 hCG α - 亚基抗体发生交叉反应的是
    A. HMG   B. FSH
    C. TSH   D. LH
    E. EPO   F. 肾上腺素

76. 关于尿液 hCG 检测的叙述，正确的是
    A. 不宜使用严重的血尿、菌尿
    B. 只设立阳性对照
    C. 宜采用首次晨尿离心取上清液检查
    D. 原浓度和倍量稀释后的尿液同时检测

E. LH 水平增高可引起假阴性
    F. 临床上主要采用免疫学方法检测

77. 尿液 hCG 检查可用于
    A. 早期妊娠辅助诊断
    B. 急腹症的鉴别诊断
    C. 库欣综合征的辅助诊断
    D. 恶性葡萄胎的辅助
    E. 甲状腺功能亢进的辅助诊断
    F. 先兆流产

78. 检测 hCG 灵敏度高，检测快速，广泛应用的方法是
    A. 血凝抑制试验
    B. 放射免疫法
    C. 酶联免疫吸附试验
    D. 单克隆抗体胶体金试验
    E. 胶乳凝集抑制
    F. 电化学发光免疫法

79. 可定量检测尿液 hCG 的方法是
    A. 单克隆抗体胶体金试验
    B. 酶联免疫吸附试验
    C. 两点酶免疫法
    D. 放射免疫法
    E. 胶乳凝集抑制试验
    F. 检孕卡法

80. 尿液 hCG 的检查常用于
    A. 诊断异位妊娠
    B. 判断胎盘功能
    C. 早期诊断妊娠
    D. 判断胎儿成熟程度
    E. 诊断流产和观察保胎治疗效果
    F. 妊娠滋养细胞疾病的诊断与病情观察

81. 妊娠 12 周后，尿液稀释 250 倍仍出现 hCG 阳性反应，则有助于诊断
    A. 不全流产
    B. 先兆流产

C. 人工流产

D. 恶性葡萄胎

E. 绒毛膜上皮细胞癌

F. 异位妊娠

（82～89 共用题干）

患者女，15 岁，消瘦半年伴下肢浮肿。检验结果：尿蛋白（＋＋），RBC（＋＋），WBC（＋），结晶（＋）。

82. 尿液低相对分子质量蛋白质增高可见于

A. 肾小球肾炎

B. 肾病综合征

C. 药物性肾损害

D. 急性肾盂肾炎

E. 肾小管性酸中毒

F. 急性肾小管坏死

83. 尿液结石剖面是同心分层状排列的是

A. 黄嘌呤结石

B. 磷酸镁铵结石

C. 胱氨酸结石

D. 尿酸结石

E. 磷酸钙结石

F. 草酸钙结石

84. 关于 β－微球蛋白的叙述，正确的是

A. 可经过肾小球滤过

B. 为 HLA 轻链蛋白组分

C. 存在于所有细胞膜上

D. 不能被肾小管重吸收

E. 其生成量相对恒定，150～200mg/dl

F. 是分子量很低的非糖基化肽

85. 血红蛋白尿的特点

A. 显微镜检查有较多红细胞

B. 隐血试验（－）

C. 暗红色、棕红色或酱油色

D. 离心后上清液为红色

E. 尿蛋白质定性阳性

F. 镜检沉淀物仅见红细胞碎片

86. 关于血红蛋白尿的叙述，正确的是

A. 隐血试验（＋）

B. 显微镜检查无红细胞

C. 多为酱油色

D. 可伴的管型

E. 多见于急性肾炎

F. 见于血型不合的输血反应

87. 关于尿比密测定意义的叙述，正确的是

A. 随机尿比密为 1.003～1.030

B. 高比密尿可见于心功能不全

C. 低比密尿可见于急性肾小球肾炎

D. 尿崩症时尿比密高

E. 24 小时连续多次检测有助于浓缩稀释功能评价

F. 高比密尿可见于肾功能不全

88. 尿蛋白质定量试验有

A. 滴定法

B. 薄层层析法

C. 双缩脲比色法

D. 丽春红 S 染料结合法

E. 磺基水杨酸－硫酸钠比浊法

F. 试纸条测定

89. 隐血试验结果阳性的是

A. 组织性蛋白尿

B. 胆红素尿

C. 卟啉尿

D. 肌红蛋白尿

E. 血红蛋白尿

F. 尿胆原

（90～92 共用题干）

患者女，45 岁，诉阴道少量出血15 d。病理切片显示宫颈内皮肉瘤分级为3级，在宫颈脱落细胞中可分离到病毒。

90. 分离到的病毒最有可能是

A. HIV   B. HPV16 型

C. 疱疹病毒   D. HPV11 型

E. 巨细胞病毒　　F. EB 病毒

91. 除宫颈癌外，与此病原体有关的疾病是

A. 肺癌　　　　　B. 膀胱癌

C. 尖锐湿疣　　　D. 喉癌

E. 直肠癌　　　　F. 食管癌

92. 目前，已被 FDA 列为该病病原体的必检项目的是

A. 细胞染色镜检

B. 血清学试验检测抗体

C. 病毒分离培养

D. 病毒 DNA 检测

E. 血常规

F. 补体结合试验

（93～96 共用题干）

患者女，28 岁，因有严重的 X 染色体隐性遗传疾病家族史，而本人无疾病表征，现已怀孕。

93. 如果本人确认是携带者，丈夫为正常。则生患儿的概率是

A. 如果是女孩，则患病概率为 0

B. 如果是女孩，则患病概率为 50%

C. 如果是女孩，则患病概率为 100%

D. 如果是男孩，则患病概率为 0

E. 如果是男孩，则患病概率为 50%

F. 如果是男孩，则患病概率为 100%

94. 如果想进行性别鉴定，则可选用下面哪些方法

A. 人类牙釉质基因（Amel）X 和 Y 染色体 PCR

B. 分子杂交技术检测 X 染色体 SRY 基因

C. 分子杂交技术检测 Y 染色体 DYZ1 基因

D. Y 基因检测试剂盒

E. H－Y 抗原检测

F. B 超

95. 采用 Amel 基因鉴定性别的依据是

A. X 和 Y 染色体都含有此基因

B. X 和 Y 染色体的 Amel 基因存在不同程度的碱基缺失

C. PCR 扩增的 X 和 Y 特异性片段长度不同

D. 男性含有此基因而女性无

E. 女性丢失部分此基因的片段

F. 男性此基因含有一个插入型 SNP

96. 选用 Amel 进行性别鉴定的特点包含

A. 特异性高

B. 在新鲜样本和陈旧样本中，检测灵敏度不一致

C. 可对微量 DNA 做准确判断

D. 可检测陈旧或腐败样本 DNA

E. 不存在扩增失败而误判的风险

F. 可与其他 STR 位点复合扩增同时判断性别和 STR 基因型

（97～100 共用题干）

患者女，53 岁，因高热、腹泻给予静脉滴注庆大霉素治疗，6 天后出现恶心、呕吐、伴少尿。查血白细胞总数和分类正常，尿比重 1.010，尿蛋白（＋），红细胞 0～2 个/HP，白细胞 3～5 个/HP。血肌酐 345μmol/L，尿素氮 19mmol/L，尿钠 100mmol/L。

97. 尿沉渣检查，最有可能发现

A. 肾小管上皮细胞

B. 移行上皮细胞表层

C. 蜡样管型

D. 移行上皮细胞中层

E. 鳞状上皮细胞

F. 移行上皮底层

98. 尿干化学检查，最不可能的为

A. 尿葡萄糖阳性

B. 酮体阳性

C. 胆红素阴性

D. 亚硝酸盐阳性

E. 白细胞阳性

F. 红细胞阳性

99. 尿蛋白成分中，最有可能的是

A. 溶菌酶

B. β_2 - 微球蛋白

C. 肌红蛋白

D. 白蛋白

E. 本 - 周蛋白

F. 血红蛋白

G. 单克隆免疫球蛋白的轻链

100. 病理改变部位最有可能是

A. 肾小球滤过膜

B. 肾小管

C. 肾盂

D. 肾小囊壁层

E. 肾小囊脏层

F. 膀胱

全真模拟试卷（五）

1. 应激状态下血中物质改变错误的是
   A. FFA 增加
   B. 氨基酸增加
   C. 尿素减少
   D. 甘油增加
   E. 葡萄糖增加

2. 制备 ABC 复合物时，亲和素的浓度不能高于
   A. 5μg/ml
   B. 10μg/ml
   C. 20μg/ml
   D. 30μg/ml
   E. 40μg/ml

3. 不属于发射光谱技术的是
   A. 荧光光谱法
   B. 原子发射光谱法
   C. 透射比浊法
   D. 化学发光分析法
   E. 火焰发射光谱法

4. 对真空采血管的评价，哪一种说法是不正确的
   A. 可控制采血量
   B. 减少采血过程中的生物性污染
   C. 减少溶血的发生
   D. 操作方便，减少工作强度
   E. 即使不加添加剂，亦可快速分离出血清

5. 不符合尿沉渣镜检标准化要求的是
   A. 先用低倍镜观察，再转高倍镜观察
   B. 取尿液 10ml 离心后保留 0.2ml 尿沉渣
   C. 以观察到的细胞、管型的平均值报告
   D. 检查管型应观察 10 个低倍视野
   E. 检查细胞应观察 10 个高倍视野

6. 某患儿夜间易惊醒，多汗，烦躁，骨变软，弯曲变形。可能与哪种维生素缺乏有关
   A. 维生素 A
   B. 维生素 D
   C. 维生素 B
   D. 维生素 C
   E. 维生素 E

7. 粪便呈黑色或柏油样，质软富有光泽，常见于
   A. 服用铁剂
   B. 服用活性炭
   C. 上消化道出血
   D. 下消化道出血
   E. 进食大量绿色蔬菜

8. 应用凝固法测定血浆凝血因子 Ⅱ（Ⅱ：C）、Ⅴ（Ⅴ：C）、Ⅹ（Ⅹ：C）、Ⅶ（Ⅶ：C）的促凝活性，需下列哪一试验作为基础方法
   A. 凝血酶时间
   B. 血浆凝血酶原时间
   C. 血清凝血酶原时间
   D. 蝰蛇毒时间
   E. 蝰蛇毒复钙时间

9. 胆道蛔虫阻塞胆管时，患者尿液检查可能出现
   A. 胆红素阴性，尿胆原阳性
   B. 胆红素阳性，尿胆原阴性
   C. 胆红素阳性，尿胆原阳性
   D. 胆红素阴性，尿胆原阴性
   E. 胆红素不定，尿胆原不定

10. 微量淋巴细胞毒试验检测 HLA 的方法又称为
    A. 沉淀反应
    B. 凝集反应
    C. 补体结合试验
    D. 补体依赖的细胞毒试验
    E. 放射免疫测定

11. HPV 是一种
    A. 双链 DNA 病毒
    B. 单链 DNA 病毒
    C. 单链负股 RNA 病毒
    D. 单链正股 RNA 病毒
    E. 双链 RNA 病毒

12. 大量测量的均值与真值的接近程度是
    A. 准确度   B. 精密度
    C. 正确度   D. 不准确度
    E. 不精密度

13. 以下关于螺旋体致病性的描述错误的是
    A. 梅毒由苍白螺旋体导致
    B. 钩体病是一种人畜共患性疾病
    C. 奋森螺旋体可引起牙龈炎和溃疡性口腔炎
    D. 流行性回归热由赫姆疏螺旋体引起
    E. 莱姆病由伯氏疏螺旋体导致

14. 与尿液颜色和透明度有关的因素，除外
    A. 饮水因素   B. 药物因素
    C. 尿卟啉   D. 尿蛋白
    E. 尿浓缩程度

15. 血细胞分析仪测定血红蛋白采用的方法是
    A. 光散射法   B. 光衍射法
    C. 分光光度法   D. 透射比浊法
    E. 散射比浊法

16. 关于免疫浊度测定法的描述，下列说法错误的是
    A. 透射比浊法是以抗原抗体结合形成免疫复合物引起浊度变化来推算待测标本抗原
    B. 速率散射比浊法是以抗原和相应抗体反应形成免疫复合物的速率峰值来推算待测标本抗原的含量待测标本抗原的含量
    C. 终点散射比浊法是以抗原和相应抗体反应一定时间，达到平衡后测定散射光值来推算的含量
    D. 免疫浊度测定法中抗原与相应抗体反应是呈一条非直线关系
    E. 免疫浊度测定法中抗原与相应抗体反应是呈一条直线关系

17. 染色血涂片中，嗜多色性红细胞增多见于
    A. 溶血性贫血
    B. 巨幼红细胞贫血
    C. 再生障碍性贫血
    D. 先天性贫血
    E. 多发性骨髓瘤

18. 蛛网膜下腔出血患者，采集的三管脑脊液呈现下列何种变化
    A. 第一管血性，后两管逐渐变淡，上清液无色透明
    B. 第一管血性，后两管逐渐变淡，上清液淡红色或黄色
    C. 三管均红色，上清液均淡红色或黄色
    D. 三管均红色，上清液均无色透明
    E. 第三管血性，上清液呈现黄色

19. 肉眼血尿是指 1L 尿中含血量为
    A. 0.5ml   B. 1.0ml
    C. 2.0ml   D. 1.5ml
    E. 2.5ml

20. 不属于生理性尿液结晶的是

A. 草酸钙结晶　　　B. 尿酸结晶

C. 磷酸盐结晶　　　D. 马尿酸结晶

E. 酪氨酸结晶

21. 尿隐血试验呈阴性反应的尿标本是

A. 肉眼血尿　　　B. 血红蛋白尿

C. 肌红蛋白尿　　D. 组织蛋白尿

E. 镜下血尿

22. ABO 血型组合中，除哪种婚配外，所生小孩有概率为 O 型血的血型组合

A. A 型血与 O 型血

B. B 型血与 O 型血

C. B 型血与 B 型血

D. A 型血与 A 型血

E. AB 型血与 AB 型血

23. 以下表述正常血细胞的增殖动力学的说法错误的是

A. 干细胞占体内血细胞极少数

B. 正常情况下 99.5% 以上的干细胞处于静止期（G_0 期）

C. 干细胞的增殖是一种对称性有丝分裂

D. 造血祖细胞生成后，其自我更新和自我维持的能力立即下降

E. 造血过程中细胞增殖和分化是同步进行的

24. 患者女，45 岁，高热、乏力半个月，查白细胞 $29 \times 10^9/L$，与慢性粒细胞白血病不符的是

A. 外周血可见幼稚细胞

B. 血小板计数正常或增多

C. 骨髓中粒系中晚幼细胞多

D. NAP 活性增高

E. 骨髓增生极度活跃

25. 正常阴道分泌物的 pH 为

A. 3 ~ 3.5　　　B. 3.5 ~ 4

C. 4 ~ 4.5　　　D. 4.5 ~ 5

E. 5 ~ 5.5

二、多选题：每道试题由 1 个题干和 5 个备选答案组成，题干在前，选项在后。选项 A、B、C、D、E 中至少有 2 个正确答案。

26. 影响浆膜腔积液透明度的因素有

A. 细菌　　　　　B. 细胞

C. 蛋白质　　　　D. 比重

E. pH

27. 正常止血过程与下列哪些因素有关

A. 血管的正常结构与功能

B. 正常数量与功能的血小板

C. 血液凝固的正常

D. 神经 - 体液调节的正常

E. 正常的组织

28. 真菌的结构或成分包括

A. 细胞膜　　　　B. 细胞壁

C. 内质网　　　　D. 鞭毛

E. 核糖体

29. 淋病奈瑟菌的致病机制是通过

A. 菌毛

B. 外膜蛋白

C. 荚膜

D. IgA1 蛋白酶

E. 脂多糖、内毒素与补体、IgM 等共同作用

30. 有关结核性脑膜炎脑脊液检查的叙述，下列正确的是

A. 葡萄糖含量明显增高

B. 氯化物含量明显下降

C. 可见腺苷脱氢酶活性明显增高

D. 标本静置后可出现薄膜

E. 细胞分类一般以淋巴细胞为主

31. 使用质控图监测质控结果时，如果出现某一结果超过控制界限，下列哪些做法是正确的

A. 立即重新测定同一质控品

B. 新开一瓶质控品，重测失控项目

C. 将此结果从质控图中剔除

D. 用新的校准液重新校准仪器

E. 检查仪器状态

32. 一级参考物质可由下列哪些方法定值

　　A. 一级参考测量方法直接定值

　　B. 通过可靠杂质分析间接定值

　　C. 一种二级参考测量方法定值

　　D. 多种二级参考测量方法定值

　　E. 厂家校准物直接定值

33. 下列哪些寄生虫属于单细胞寄生虫

　　A. 孢子虫　　　　B. 纤毛虫

　　C. 阿米巴　　　　D. 鞭毛虫

　　E. 线虫

34. 粪便检查的临床应用有

　　A. 协助肠道感染性疾病的诊断

　　B. 协助食道疾病的诊断

　　C. 协助肠道寄生虫病的诊断

　　D. 协助内分泌疾病的诊断

　　E. 协助黄疸的鉴别

35. 可反映肾小管和集合管对水、电解质调节功能的检查项目是

　　A. 肌酐清除率

　　B. 尿浓缩试验和稀释试验

　　C. 渗量（透）清除率

　　D. 尿比重与尿渗量测定

　　E. 氯化铵负荷试验

36. 与原发性肝癌相关联的病毒是

　　A. HAV　　　　　B. HIV

　　C. HBV　　　　　D. HCV

　　E. HSV-2

37. 温度敏感突变株具有的特征是

　　A. 在28℃～35℃时可增殖

　　B. 在37℃～40℃时不能复制

　　C. 具有容易检测与识别的生物学特性

D. 不能通过人工诱导产生

E. 可人工诱导产生

38. 室间质量评价未能通过的原因包括

　　A. 校准和系统维护计划失败

　　B. 室内质量控制失控

　　C. 实验人员的能力欠缺

　　D. 结果的评价、计算和抄写错误

　　E. 控制物变质失效

39. 现代检测播散肿瘤细胞的主要技术有

　　A. ICC/IHC　　　B. 流式细胞技术

　　C. PCR　　　　　D. MSP

　　E. FISH

40. NK 杀伤瘤细胞的机制包括

　　A. ADCC

　　B. 释放穿孔素

　　C. CDC

　　D. 诱导肿瘤细胞凋亡

　　E. 释放 IL-1、IL-2、IFN-γ

41. 下列属于 HLA 分型试验的有

　　A. 血清学分型

　　B. 细胞分型法

　　C. 基因分型法

　　D. 皮内试验

　　E. 混合淋巴细胞反应

42. 关于阴道清洁度，下列说法正确的是

　　A. Ⅰ级、Ⅱ级、Ⅲ级、Ⅳ级均提示阴道炎症

　　B. 除Ⅰ级外，Ⅱ级、Ⅲ级、Ⅳ级均提示阴道炎症

　　C. 正常阴道清洁度为Ⅰ～Ⅱ级

　　D. 正常阴道清洁度为Ⅰ～Ⅲ级

　　E. Ⅲ～Ⅳ级提示阴道炎症

43. 关于慢性细菌性前列腺炎，下列说法错误的是

　　A. 致病菌主要为大肠埃希菌、变形杆菌、葡萄球菌等

B. 前列腺液检查白细胞 > 10 个/高倍视野

C. 卵磷脂小体数量不受影响

D. 排尿后和便后常有白色分泌物自尿道口流出

E. 单纯西医治疗效果理想

44. 与一期止血相关的因素包括

    A. 纤溶活性降低

    B. 神经轴突反射

    C. 胶原暴露

    D. 血小板黏附聚集

    E. 凝血途径激活

45. 在血管损伤后，可活化凝血途径的因素包括

    A. 血管收缩

    B. 5 - 羟色胺释放

    C. 儿茶酚胺释放

    D. 内皮下组分暴露

    E. 组织因子释放

三、共用题干单选题：以叙述一个以单一病人或家庭为中心的临床情景，提出 **2 ~ 6** 个相互独立的问题，问题可随病情的发展逐步增加部分新信息，每个问题只有 **1** 个正确答案，以考查临床综合能力。答题过程是不可逆的，即进入下一问后不能再返回修改所有前面的答案。

(46 ~ 48 共用题干)

患儿 4 岁，反复患呼吸道和胃肠道感染，要求查找原因，医生疑其为原发性免疫缺陷病，拟进一步检查。

46. 若要判断患儿 B 淋巴细胞功能，最佳方法是

    A. 外周血总淋巴细胞计数

    B. 外周血淋巴细胞亚群计数

    C. 反向溶血空斑试验

    D. 血清中各类抗体水平测定

E. PHA 刺激增殖试验

47. 若要判断患儿 T 淋巴细胞功能，应选择

    A. 外周血总淋巴细胞计数

    B. 皮肤迟发性超敏反应

    C. 反向溶血空斑试验

    D. 血清中各类抗体水平测定

    E. 酶联免疫斑点试验

48. 患儿最终诊断为性联无丙种球蛋白血症，淋巴细胞亚群计数会出现

    A. $CD3^+$ 细胞显著降低

    B. $CD4^+$ 细胞显著降低

    C. $CD8^+$ 细胞显著降低

    D. $CD19^+$ 细胞显著降低

    E. $CD16^+$ 细胞显著降低

(49 ~ 52 共用题干)

患者女，29 岁，持续性上腹痛 2h，以脐周为主，无畏寒发热、无恶心呕吐，无阴道流血，大小便无异常。既往有胰腺炎病史。体查：T 36.5℃，P 88 次/分，R 18 次/分。BP 100/53mmHg，急性痛苦面容，神志清楚，检查合作，皮肤巩膜无黄染，剑突下有压痛、反跳痛，Murphy 征阴性，肠鸣音弱，未闻气过水声，四肢无异常。

49. 入院时的最佳诊断为

    A. 急性胆囊炎

    B. 急性胃肠炎

    C. 急性胰腺炎

    D. 急性肠梗阻

    E. 慢性胰腺炎急性发作

50. 入院后的最佳检查项目为

    A. 血糖检查

    B. 血、尿淀粉酶检查

    C. 肝功能检查

    D. 肾功能检查

    E. 心功能检查

51. 给予输液、抗生素等治疗后，病情加重，腹痛未缓解，出现双手搐搦，呼吸急促，心率加快，血压下降，HR 130 ~ 145 次/分，R 35 ~ 47 次/分，SpO_2 80%。考虑该病例为

    A. 重症胰腺炎　　　B. 重症胆囊炎

    C. 急性胃穿孔　　　D. 急性心梗

    E. 急性肠梗阻

52. 此时的临床实验室表现为

    A. 代谢性碱中毒　　B. 血脂降低

    C. 低血钙　　　　　D. 低血糖

    E. 转氨酶升高

(53 ~ 55 共用题干)

　　患者男，68 岁，肿瘤化疗病人，因泌尿系感染继发菌血症，尿培养及血培养细菌学检查发现，为同一种细菌感染，血平板上培养物呈迁徙扩散生长现象，初步诊断为变形杆菌感染。

53. 关于变形杆菌属的特征，不正确的是

    A. 有周鞭毛，运动活泼

    B. 需氧或兼性厌氧，对营养无特殊要求

    C. SS 培养基上有与沙门菌、志贺菌相似的菌落特征

    D. 具有 O 抗原及 H 抗原

    E. 氧化酶阳性，苯丙氨酸脱氨酶阴性

54. 除哪项以外，均可抑制迁徙生长现象

    A. 0.1% 苯酚

    B. 4% 硼酸

    C. 5% ~ 6% 琼脂

    D. 胆盐

    E. 20℃ 培养

55. 经细菌学检查发现，本病例的病原菌为普通变形杆菌或奇异变形杆菌，以下哪一组合最适合进一步鉴定

    A. 靛基质、麦芽糖、鸟氨酸脱羧酶

    B. 硫化氢、明胶液化、脂酶

    C. 尿素、蕈糖、侧金盏花醇

    D. 枸橼酸盐、硫化氢、尿素

    E. 蔗糖、脂酶、蕈糖

(56 ~ 58 共用题干)

　　患者男，55 岁，头晕乏力、面色苍白、消瘦 4 个月。实验室检查：WBC 2.6×10^9/L，Hb 68g/L，RBC 2.5×10^{12}/L，MCV 138fl，MCH 27.2pg，MCHC 197g/L，血小板 80×10^9/L。

56. 骨髓象不符合该病的是

    A. 骨髓增生减低，红系占 19%

    B. 红系巨幼样变，幼红细胞胞质发育落后于胞核

    C. 粒系可见巨杆状核及巨晚幼粒、中性粒细胞分叶过多

    D. 铁染色示骨髓外铁增加

    E. 巨核细胞数减少，可见核分叶过多

57. 若要排除骨髓增生异常综合征，首选的实验室检查是

    A. 造血祖细胞培养

    B. 骨髓涂片检查

    C. 骨髓活检

    D. 骨骼 X 线检查

    E. 染色体检查

58. 最有可能的诊断是

    A. 再生障碍性贫血

    B. 巨幼细胞贫血

    C. 血红蛋白病

    D. 铁粒幼细胞贫血

    E. 缺铁性贫血

(59 ~ 60 共用题干)

　　患儿男，6 岁，发热、咽痛、咳嗽 1 周。体检：体温 39℃，咽部充血，扁桃体红肿，颌下淋巴结肿大、压痛。外周血检查结果：Hb 110g/L，RBC 4.0×10^{12}/L，WBC 18.5×10^9/L。LYM 0.08，MID 0.06，GRAN 0.86，涂片中性杆状核粒细胞增多，

胞质中可见中毒颗粒和空泡。

59. 上述病例白细胞直方图变化可显示
    A. 小细胞区右侧和中间细胞区之间区域异常
    B. 小细胞区异常
    C. 大细胞区增高,小细胞区明显降低
    D. 中间细胞区与大细胞区之间区域异常
    E. 小细胞区降低,中间细胞区增高

60. 根据上述资料,该患儿最可能的诊断是
    A. 粒细胞白血病
    B. 化脓性感染
    C. 病毒性感染
    D. 传染性单核细胞增多症
    E. 伤寒

(61~63 共用题干)

标本直接涂片后根据真菌特性选择不同染色方法,如革兰染色、墨汁负染色、乳酸棉酚兰染色等,进而可以通过显微镜检查进行诊断。

61. 在荧光显微镜下呈现黄绿色荧光的真菌是
    A. 白假丝酵母菌、球孢子菌
    B. 皮炎芽生菌、新生隐球菌
    C. 鼻孢子菌、组织胞浆菌
    D. 曲霉菌、新生隐球菌
    E. 组织胞浆菌、球孢子菌

62. 可确认卡氏肺孢菌包囊的染色方法是
    A. 荧光染色
    B. 乳酸棉酚兰染色
    C. 果氏环六亚甲基四胺银染色
    D. 吉姆萨染色
    E. 瑞氏染色

63. 卡氏肺孢菌包囊金标准染色方法是
    A. 乳酸棉酚兰染色和果氏环六亚甲基四胺银染色

B. 荧光素染色和亚甲蓝染色
C. 吉姆萨染色和果氏环六亚甲基四胺银染色
D. 乳酸棉酚兰染色和亚甲蓝染色
E. 瑞氏染色和吉姆萨染色

(64~65 共用题干)

脑脊液的细胞学检查,因检测目的不同选用不同的染色方法。

64. 鉴别腺癌细胞和原始淋巴细胞可选用
    A. 苏丹Ⅲ染色
    B. 过氧化物染色
    C. 吖啶橙荧光染色
    D. 高碘酸－雪夫染色
    E. 硝基四氮唑蓝染色

65. 检查肿瘤细胞可选用
    A. 苏丹Ⅲ染色
    B. 过氧化物染色
    C. 吖啶橙荧光染色
    D. 高碘酸－雪夫染色
    E. 硝基四氮唑蓝染色

四、案例分析题:每道案例分析题至少 3~12 问。每问的备选答案至少 6 个,最多 12 个,正确答案及错误答案的个数不定。考生每选对一个正确答案给 1 个得分点,选错一个扣 1 个得分点,直至扣至本问得分为 0,即不含得负分。案例分析题的答题过程是不可逆的,即进入下一问后不能再返回修改所有前面的答案。

(66~69 共用题干)

患者男,18 岁,低热、腹痛、腹泻 1 周,里急后重感,大便每日 10 余次。查体:面色苍白,全腹肌紧张,腹部压痛。血液常规检查:白细胞计数和中性粒细胞增高,红细胞计数和血红蛋白轻度减低。

66. 患者初步诊断为
    A. 直肠炎   B. 阿米巴痢疾

C. 肠易激综合征　　D. 细菌性痢疾

E. 血吸虫病　　　　F. 钩虫病

G. 肠结核

67. 为明确诊断，还需进行的检查是

    A. 尿常规检查

    B. 便常规检查

    C. 粪便细菌培养

    D. 血吸虫抗体检测

    E. 结核抗体检测

    F. 癌胚抗原

68. 进行便常规检查时，送检标本的要求有

    A. 标本需新鲜

    B. 采集部位可随机选取

    C. 灌肠或服用泻剂后标本送检

    D. 选取异常成分的粪便

    E. 选用无菌容器

    F. 检查前 3 天禁食肉类食物及铁剂

69. 若该患者诊断为阿米巴痢疾，则其最常见的肠外并发症为

    A. 阿米巴肺脓肿

    B. 肠出血

    C. 阿米巴性阑尾炎

    D. 肠穿孔

    E. 阿米巴肝脓肿

    F. 结肠肉芽肿

    G. 阿米巴脑脓肿

（70~74 共用题干）

患者男，35 岁，农民，黑龙江人。主诉近 1 个月以来发热、咳嗽、咳痰、痰中带血，伴胸痛、乏力、皮疹、消瘦等，曾在当地医院对症治疗无效。因发现右上腹肿块，前来就诊。询问病史，曾生食醉石蟹。体格检查：一般情况尚可，心、肺无异常，肝、脾无肿大。右上腹部肿块大小约 2.5cm×3cm，质中等硬度，无压痛，时有移行。实验室检查：WBC 总数超过

$10.6 \times 10^9/L$，嗜酸性粒细胞直接计数高达 $3.0 \times 10^9/L$。痰抗酸杆菌（－）。胸片中，肺纹理增粗，有小囊样及隧道样改变。肺吸虫皮内试验阳性（1∶8000）。右上腹部肿块活检，为嗜酸性肉芽肿，痰、粪便检查示虫卵均阳性，诊断为肺吸虫病，采用吡喹酮（总剂量度 150mg/kg，2 日口服）治疗，痊愈。

70. 肺吸虫病诊断标准有

    A. 痰、粪便检查虫卵均阳性

    B. 肺吸虫皮内试验阳性、胸部 X 线片阳性

    C. 有发热、咳嗽、咳痰

    D. 进食醉石蟹病史

    E. 血嗜酸性粒细胞增高

    F. 找到童虫或典型的病理变化即可确诊

71. 肺吸虫病感染方式是

    A. 食生的、新鲜的水生植物

    B. 食生的、未熟的蛇肉

    C. 食生的、未熟的牛肉

    D. 食生的、未熟的蟹或醉蟹

    E. 食生的、未熟的鱼肉

    F. 食生的、未熟的果子狸

72. 预防措施包括

    A. 加强卫生宣传

    B. 不食生的、未熟的蟹或醉蟹

    C. 积极治疗患者

    D. 控制或消灭保虫宿主

    E. 不接触疫水

    F. 个人防护

73. 肺吸虫常见的寄生部位是

    A. 肝脏　　　　　　B. 肺脏

    C. 脾脏　　　　　　D. 心脏

    E. 脑　　　　　　　F. 肠

74. 治疗肺吸虫病的常用药物是

    A. 青蒿素　　　　　B. 甲硝唑

C. 甲苯咪唑   D. 吡喹酮

E. 阿苯达唑   F. 氯霉素

(75~77 共用题干)

患者女，47 岁，因反复乏力、食欲减退 1 年余入院。入院前 1 年余无明显诱因出现乏力，休息后不能缓解。患者呈慢性肝病面容，皮肤、巩膜未见明显黄染。查体：心肺（－），腹软，无腹腔积液，肝脾肋下未及。T 36.5℃，P 76 次/分，BP 115/88 mmHg；实验室检查：TBIL 16.3 μmol/L，ALT 300 U/L，AST 375 U/L，GGT 395 U/L，HBV－M、HCV－M 及 HBV DNA 阴性，A 48.2 g/L，G 47.2 g/L；B 超示肝、脾轻度肿大。余无异常。

75. 根据上述信息，当前诊断应考虑的疾病是

A. 急性肝炎

B. 肝硬化（失代偿）

C. PHC（原发性肝癌）

D. 脂肪肝

E. ALD（酒精性肝病）

F. AIH（自身免疫性肝炎）

76. 为明确诊断应考虑的检测项目是

A. 血清蛋白电泳

B. 甲肝抗体

C. 戊肝抗体

D. LKM1 和 LC1

E. ANA 和 SMA

F. SLA/LP

G. AFP

77. 为鉴别诊断应考虑的检验项目是

A. 血清蛋白电泳

B. 甲肝抗体

C. 戊肝抗体

D. AMA

E. ANA 和 SMA

F. SLA/LP

G. AFP

H. ALP

I. ASO 和 ESR

(78~80 共用题干)

患儿，6 岁，昨日开始发热、畏寒、头痛、咽痛，全身不适，口服感冒胶囊后仍然发热。体检：T 39.3℃，颜面及全身潮红，口周较苍白，咽部充血，草莓舌，双侧扁桃体肿大。耳后、颈部、胸、腋下躯干皮肤发红，见小点状红色皮疹，压之褪色，心肺（－）。

78. 患儿最有可能的诊断是

A. 麻疹

B. 风疹

C. 幼儿急疹

D. 肠道病毒感染

E. 金黄色葡萄球菌感染

F. 川崎病

G. 猩红热

79. 用咽拭子取咽部分泌物培养，若链球菌阳性，进一步明确诊断需做的试验有

A. Optochin 试验   B. CAMP 试验

C. 凝固酶试验   D. PCR 检测

E. 杆菌肽试验   F. ELISA 试验

G. 胆汁七叶苷试验

80. 若患儿青霉素皮试阴性其临床治疗主要包括

A. 卧床休息   B. 隔离

C. 头孢唑啉   D. 红霉素

E. 青霉素   F. 磷霉素

(81~84 共用题干)

患者男，40 岁，既往有慢性前列腺炎病史，因会阴部疼痛加重 1 周就诊，伴有尿频，排尿时尿道灼热、疼痛，近半年来性欲减退伴射精痛。

81. 关于慢性前列腺炎错误的是

A. 可由细菌感染导致

B. 可由非感染因素刺激所致

C. 有排尿异常

D. 有性功能障碍

E. 有上腹部疼痛或不适

F. 疼痛仅局限于尿道会阴部

82. 为明确诊断，应进一步做的检查为

A. 肛门指检

B. 前列腺液按摩液检查

C. 尿常规

D. B 超检查

E. 前列腺穿刺细胞检查

F. 精液常规

83. 以下不符合慢性前列腺炎诊断的是

A. 直肠指检饱满、增大、质软、轻度压痛

B. 前列腺液检查白细胞 > 10 个/高倍视野

C. B 超显示前列腺结构不清

D. 有全身中毒症状

E. 有尿频、尿急、尿痛

F. 前列腺检查卵磷脂小体数量减少

84. 关于慢性非细菌性前列腺炎的治疗原则正确的是

A. 长期应用抗生素

B. 适当应用广谱抗生素

C. 加强对症治疗

D. 局部热疗

E. 手术切除前列腺

F. 推荐使用前列腺内注射抗生素的方法

（85 ~ 88 共用题干）

患者女，27 岁，因反复头痛 6 天来院就诊。头颅数字减影血管造影（DSA）显示左侧矢状窦、右侧直窦血栓形成，提示头颅深静脉窦血栓形成。

85. 为明确静脉血栓发生原因，需进行的检查是

A. 同型半胱氨酸水平测定

B. 蛋白 C、蛋白 S 活性测定

C. α_2 - 纤溶酶抑制物、纤溶酶原水平测定

D. 抗凝血酶活性测定

E. 抗心磷脂抗体、抗 β_2 - 糖蛋白抗体测定

F. APTT、PT 测定

G. 狼疮抗凝物质测定

H. FⅧ活性测定

I. 血小板计数

86. 下列哪些情况可能导致患者的静脉血栓发生

A. 蛋白 C 或蛋白 S 活性降低

B. 蛋白 C 或蛋白 S 活性升高

C. 抗凝血酶活性降低

D. 抗凝血酶活性升高

E. α_2 - 纤溶酶抑制物水平降低

F. 纤溶酶原水平升高

G. 同型半胱氨酸水平明显升高

H. FⅧ活性升高

87. 如果检查结果发现同型半胱氨酸水平为 67.4 μmol/L。为了选择最佳治疗方法，还需进行的检测为

A. 叶酸水平测定

B. 维生素 B_{12} 水平测定

C. MTHFRC677T 多态性位点检测

D. MTHFR、CBS 基因检测

E. 维生素 B_6 水平测定

F. 维生素 C 水平测定

88. 遗传性高同型半胱氨酸血症的遗传方式为

A. 常染色体隐性遗传

B. 常染色体显性遗传

C. X 连锁隐性遗传

D. X 连锁显性遗传

E. Y 连锁遗传

F. 线粒体遗传

(89～91 共用题干)

患者女，36 岁，15 天前右臀疖肿，前天开始发热伴寒战、咳嗽、咳脓痰，痰中带血，觉胸痛。血象：WBC $35 \times 10^9/L$，N 0.92；胸部 X 线检查：两肺有散在密度较淡的圆形阴影，内有透光区及可疑气液平面。

89. 该患者可能的诊断为

　　A. 支气管扩张伴感染

　　B. 肺炎链球菌肺炎

　　C. 多发性肺囊肿并感染

　　D. 肺炎克雷伯菌肺炎

　　E. 金黄色葡萄球菌肺炎

　　F. 巨细胞病毒性肺炎

90. 为明确诊断，可进行以下哪些实验室检查

　　A. 痰培养

　　B. 大便培养

　　C. 金黄色葡萄球菌核酸检测

　　D. 结核菌素试验

　　E. 血培养

　　F. 痰涂片镜检

91. 患者血培养阳性，为金黄色葡萄球菌，为快速检测该病原菌是否是 MRSA 耐药菌株，可进行以下哪项检测

　　A. 荧光定量 PCR 检测 vanA 基因

　　B. 荧光定量 PCR 检测 vanB 基因

　　C. 荧光定量 PCR 检测 mecA 基因

　　D. 荧光定量 PCR 检测 vanC 基因

　　E. 荧光定量 PCR 检测 rpoB 基因

　　F. 荧光定量 PCR 检测 gryA 基因

(92～96 共用题干)

患者男，49 岁，2 周前因无明显诱因出现尿急、尿频、尿痛就诊。该患者无咳嗽，无恶心、呕吐，无肉眼血尿，无乏力。近 3 天来上述症状加重，伴有腰痛发热。体格检查中，皮肤浅表淋巴结，心肺正常，腹软并无压痛，肝、脾未触及，双肾区叩痛。泌尿系统 B 超未发现结石影。

92. 该患者最可疑的病因为

　　A. 尿路结石

　　B. 尿路感染

　　C. 输尿管肿瘤

　　D. 急性肾小球肾炎

　　E. 急性阑尾炎

　　F. 高血压

93. 为明确诊断，下一步应进行的实验室检查是

　　A. 内分泌检查　　B. 血常规检查

　　C. 尿常规检查　　D. 尿细菌培养

　　E. 免疫学检查　　F. 心电图检查

94. 【提示】该患者实验室检查结果：血常规示 Hb 105g/L，RBC $4.5 \times 10^{12}/L$，WBC $14 \times 10^9/L$，中性粒细胞 0.84，淋巴细胞 0.16。血沉 48mm/L。尿常规示乳白色浑浊尿液，尿蛋白（＋＋＋），WBC（＋＋＋），RBC（＋＋），NIT（＋）。尿细菌学培养阳性。此患者最可能的诊断为

　　A. 尿路结石

　　B. 急性肾盂肾炎

　　C. 急性前列腺炎

　　D. 膀胱癌

　　E. 支原体尿路感染

　　F. 真菌性尿路感染

95. 尿路感染最多见的致病菌为

　　A. 副大肠埃希菌　　B. 变形杆菌

　　C. 大肠埃希菌　　　D. 克雷伯菌

　　E. 产气杆菌　　　　F. 铜绿假单胞菌

96. 尿亚硝酸盐试验 NIT 阳性的细菌有

　　A. 大肠埃希菌　　　B. 变形杆菌

　　C. 肺炎链球菌　　　D. 克雷伯菌

E. 真菌　　　　F. 葡萄球菌

内结构

(97～100 共用题干)

　　患者男，67 岁，因咳嗽、乏力、流涕 5 天就诊。查体：贫血貌，双下肢皮肤有少量陈旧性出血点，肝、脾肋下未及。血常规：WBC 2.77 ×10^9/L，Hb 83g/L，PLT 21×10^9/L。血涂片镜检观察未发现原始及幼稚细胞，可见有核红细胞，红细胞大小不均，可见到巨大红细胞。为明确诊断，患者需抽吸骨髓液检查。患者骨髓活组织检查造血组织为 65%，红系增生，伴形态异常，红细胞和巨核细胞分布在骨小梁旁区或小梁表面；粒系细胞形态异常，分布在小梁间中心区，并有聚集成簇的现象，ALIP（+），基质变性，间质水肿，网状纤维增多。

97. 根据上述检查结果，患者最可能的诊断是

A. 慢性髓细胞白血病

B. 急性淋巴细胞白血病

C. 骨髓增生异常综合征

D. 急性髓细胞白血病

E. 骨髓转移癌

F. 骨髓纤维化

G. 再生障碍性贫血

98. 有关骨髓活检，下列叙述正确的是

A. 骨髓造血组织增生程度相对稳定，与年龄无关

B. 骨髓活检一般在骨髓抽吸并且涂片制备后进行

C. 由于 Bouin 液穿透力强，固定迅速，引起组织细胞收缩较轻微，临床常选它作为固定液

D. 骨髓组织的取材部位常为髂骨

E. 网状细胞和造血细胞构成造血组织的支架

F. 在 HE 染色切片中，红系细胞染色较深，粒系细胞染色较浅

G. 石蜡包埋骨髓组织有利于观察细胞

H. 塑料包埋骨髓组织做免疫组化、PCR 等较为简便

99. 关于骨髓穿刺技术，下列叙述正确的是

A. 制备骨髓涂片时抽取的骨髓液量为 0.6ml

B. 骨髓涂片 6～10 张为宜，并要求取外周血涂片同时送检

C. 使用载玻片时只能手持载玻片边缘，切勿触及载玻片表面

D. 载玻片应保持清洁干燥、中性、无油腻

E. 骨髓穿刺过程中要严格遵守无菌操作，严防骨髓感染

F. 若骨髓液细胞成分多，骨髓黏稠，制片时则应取较大角度，速度相对较快

G. 临床上常用的骨髓穿刺部位包括胸骨、棘突、髂骨、胫骨、肋骨等

100. 关于抽吸骨髓液时"干抽"现象叙述正确的是

A. 发生"干抽"时，可采用骨髓活检针经皮环钻至骨髓腔获取骨髓活组织进行检查

B. "干抽"时可用穿刺针针管内的存留物涂片检查，不影响结果判断

C. 可发生于肿瘤骨髓浸润时

D. "干抽"时患者骨髓间质成分有不同程度的增加，但是组织纤维化不明显

E. 常见于原发性和继发性骨髓纤维化

F. 骨髓极度增生，细胞排列过于密集时可发生"干抽"，如白血病

G. 是指非技术原因或穿刺位置不当，多次、多部位穿刺抽不出骨髓液的现象

全真模拟试卷（六）

一、**单选题**：每道试题由 **1** 个题干和 **5** 个备选答案组成，题干在前，选项在后。选项 **A**、**B**、**C**、**D**、**E** 中只有 **1** 个为正确答案，其余均为干扰选项。

1. 人体最大的外周淋巴器官是

   A. 肝脏　　　　　　B. 胸腺

   C. 脾脏　　　　　　D. 淋巴结

   E. 骨髓

2. 合成胆汁酸的原料是

   A. 三酰甘油　　　　B. 胆红素

   C. 胆固醇　　　　　D. 磷脂

   E. 胆色素

3. 利用聚乙二醇（PEG）沉淀法检测 CIC 时，PEG 最终浓度是

   A. $1\% \sim 2\%$　　　B. $2\% \sim 3\%$

   C. $3\% \sim 4\%$　　　D. $4\% \sim 5\%$

   E. $5\% \sim 6\%$

4. 属于第二代临床检验质量控制技术的是

   A. Westgard 多规则技术

   B. Freier – Rausch 控制方法

   C. Levey – Jennings 控制技术

   D. ISO 15189：2003

   E. Directive 98/79/EC

5. 控制图是由谁最先提出并在生产管理中应用的

   A. Shewhart

   B. Levey 和 Jennings

   C. J. O. Westgard

   D. Henry

   E. Segalove

6. 红细胞从骨髓释放后其寿命约为

   A. 50 天　　　　　　B. 100 天

   C. 120 天　　　　　D. 150 天

   E. 180 天

7. BCR 识别抗原的特点是

   A. 受 MHC Ⅰ 类分子的限制性

   B. 受 MHC Ⅱ 类分子的限制性

   C. 识别抗原的线性决定簇

   D. 直接结合游离抗原

   E. 受 MHC 样分子的限制

8. 由病原微生物的细胞壁成分提供接触表面，从而启动补体的激活途径是

   A. 经典途径　　　　B. 替代途径

   C. MBL 途径　　　　D. 终末途径

   E. 唯一途径

9. 关于白细胞在血涂片中的分布情况描述正确的是

   A. 中性粒细胞多位于涂片的头部

   B. 单核细胞多位于涂片长轴均匀分布

   C. 淋巴细胞多位于涂片的边缘

   D. 嗜碱性粒细胞多位于涂片的尾部

   E. 幼稚细胞多位于涂片的体部

10. 维生素 K 缺乏可引起

    A. 凝血酶原合成增加

    B. 凝血酶原不受影响

    C. 凝血时间延长

    D. 凝血时间缩短

    E. 凝血时间正常

11. 操纵子的基因表达调节系统属于

    A. 复制水平调节

    B. 转录水平调节

    C. 翻译水平调节

D. 翻译后水平调节

E. 逆转录水平调节

12. 肺炎支原体致病的主要结构基础是

    A. 细胞壁   B. 细胞膜

    C. 顶端结构   D. 菌毛

    E. 荚膜

13. 患儿8岁，发热2天，伴咽痛、皮疹1天。查体：T 38.7℃，咽部充血，草莓舌，面部潮红，躯干部可见细小鲜红色充血性皮疹，诊断为猩红热。治疗首选

    A. 红霉素   B. 头孢唑林

    C. 青霉素   D. 磷霉素

    E. 氯霉素

14. 关于生殖系统标本的采集，下列说法正确的是

    A. 精液标本采集前无需禁欲

    B. 阴道清洁度的检查应取阴道穹隆后部分泌物

    C. 阴道分泌物的采集可采用润滑剂以方便阴道窥镜的插入

    D. 阴道毛滴虫检查应取阴道深部侧壁的分泌物

    E. 采集精液可用普通的乳胶避孕套

15. 滴虫性阴道炎的传播方式不包括

    A. 公共浴池传播

    B. 游泳池传播

    C. 污染的器械传播

    D. 性交传播

    E. 母婴垂直传播

16. 患者男，18岁，近半年来腹部不适，多次剧烈腹痛。空腹12小时抽血分离血浆，呈奶样乳白色，但经15000r/min离心30分钟后，发现血浆下层较透明，而表面为奶油层。该患者可能为以下哪种高脂血症。

    A. Ⅰ型   B. Ⅱ型

C. Ⅲ型   D. Ⅳ型

E. Ⅴ型

17. 餐后血糖和尿糖均增高，但空腹血糖和餐后2小时血糖均正常的是

    A. 肾病综合征

    B. Fanconi 综合征

    C. 先天性肾性糖尿病

    D. 甲亢

    E. 血小板性紫癜

18. 患者男，54岁，压榨性中心性胸痛发作后2小时就诊。查体：面色苍白，出汗。血压110/90mmHg，脉搏78次/分，心音正常。心电图示 ST 段抬高。实验室检查：钾 3.2mmol/L，钠138mmol/L，尿素氮 9.2mmol/L，CK 90U/L。此患者首先应确诊的疾病是

    A. 急性心肌梗死   B. 心力衰竭

    C. 肺栓塞   D. 肺心病

    E. 营养不良

19. 尿液 hCG 浓度达到高峰时间是在妊娠后

    A. 4～5 周   B. 6～7 周

    C. 8～10 周   D. 11～13 周

    E. 14～15 周

20. 骨髓增生异常综合征的患者不出现哪一种染色体异常

    A. −5   B. 5q −

    C. 三体8   D. Ph 染色体

    E. −7

21. 在 B 淋巴细胞向浆细胞转化中起重要作用的细胞因子是

    A. IL −2   B. IL −3

    C. IL −4   D. IL −6

    E. IL −11

22. 结核病患者结核菌素试验阴性，其可能的原因为

    A. 患者患了腹泻

B. 患者抵抗力极度低下，对结核菌素没有反应能力

C. 患者处于流感的恢复期

D. 患者皮肤上有一个伤疤

E. 患者正在服抗结核药

23. 患者女，62岁，面部紫红5个月余，无心、肺疾病史。查体：脾肋下3cm，肝肋下1cm。血常规：Hb 185g/L，PLT 665×10^9/L，白细胞计数 17×10^9/L。首先考虑以下哪一种疾病

A. 原发性血小板增多症

B. 继发性血小板增多症

C. 继发性红细胞增多症

D. 真性红细胞增多症

E. 骨髓增生性疾病

24. 黏液细胞是指

A. 宫颈型外底层细胞

B. 分泌型柱状上皮细胞

C. 纤毛柱状上皮细胞

D. 周期型增殖期子宫内膜细胞

E. 鳞状上皮细胞

25. AIDS的免疫缺陷特征指标是

A. $CD4^+\uparrow$，$CD8^+$不变，$CD4^+/CD8^+$比值↑

B. $CD4^+\uparrow$，$CD8^+\downarrow$，$CD4^+/CD8^+$比值↑

C. $CD4^+\downarrow$，$CD8^+$不变，$CD4^+/CD8^+$比值↓

D. $CD4^+\downarrow$，$CD8^+\uparrow$，$CD4^+/CD8^+$比值↓

E. $CD4^+$不变，$CD8^+\uparrow$，$CD4^+/CD8^+$比值↓

二、多选题：每道试题由1个题干和5个备选答案组成，题干在前，选项在后。选项A、B、C、D、E中至少有2个正确答案。

26. 与新生儿溶血病相关的血型是

A. ABO血型
B. 血型不稳定
C. Rh血型
D. 白细胞型
E. MN血型

27. 化脓性脑膜炎的脑脊液变化符合下列哪些特征

A. 外观多为样浑浊

B. WBC在 $(0.5 \sim 20) \times 10^9$/L或更多

C. 蛋白质明显增多，常在 $2 \sim 10$g/L或更多

D. 糖约为血糖的一半

E. 氯化物含量正常

28. 枸橼酸钠作为抗凝剂主要用于

A. 红细胞沉降率测定

B. 血细胞比容测定

C. 血液保养液

D. 血栓与止血检查

E. 肝功能检查

29. 下列关于病毒包膜的叙述正确的有

A. 由肽聚糖构成

B. 表面蛋白可刺激机体产生抗体

C. 病毒分类依据

D. 由病毒本身的结构蛋白构成

E. 出芽释放

30. 关于肾小管性蛋白尿正确的论述是

A. 是由于肾小管损伤、重吸收能力降低产生的

B. 以大分子的清蛋白增高为主

C. 尿蛋白定性常在（＋）～（＋＋）

D. 铅、汞等中毒时可出现此种蛋白尿

E. 尿圆盘电泳图形以中分子量的清蛋白为主

31. 铁锈色痰常见于

A. 阿米巴肺脓肿

B. 金黄色葡萄球菌肺炎

C. 肺炎链球菌肺炎

D. 肺梗死

E. 急性肺水肿患者

32. 发挥抗肿瘤细胞免疫效应的免疫细胞包括
   A. T 细胞　　　B. NK 细胞
   C. 吞噬细胞　　D. 树突状细胞
   E. LAK 细胞

33. 双向琼脂扩散试验可用于
   A. 抗原或抗体的定量
   B. 鉴定抗原或抗体的纯度
   C. 分析抗原或抗体的相对分子量
   D. 分析抗原的性质
   E. 抗体效价的滴定

34. 病毒区别于其他微生物的主要特征是
   A. 只含有一种核酸
   B. 严格活细胞内寄生
   C. 对抗生素不敏感
   D. 其增殖方式为复制
   E. 无核糖体

35. 可用作空肠弯曲菌与胎儿弯曲菌鉴别的是
   A. 萘啶酸敏感试验
   B. 头孢噻吩敏感试验
   C. 氧化酶
   D. 革兰染色
   E. 醋酸吲哚水解试验

36. 影响 DNA Tm 值的因素包括
   A. 变性剂
   B. 溶液的 pH
   C. 溶液的离子强度
   D. DNA 分子的浓度
   E. DNA 分子中（G–C）的含量

37. 冠心病的危险因素包括
   A. 胆固醇增高
   B. 三酰甘油增高
   C. 低密度脂蛋白胆固醇增高
   D. 高密度脂蛋白胆固醇增高
   E. Lp（a）增高

38. 符合红细胞自身凝集试验的是
   A. 检测标本为全血标本
   B. 红细胞为致敏载体
   C. 可检测抗原
   D. 可检测抗体
   E. 诊断试剂为抗人 O 型红细胞的单克隆抗体

39. 关于 IgM，下列叙述正确的是
   A. 由 1 个 J 链和二硫键连接成五聚体
   B. 在个体发育中出现最晚
   C. 分子量最大，为 970 kD，称巨球蛋白
   D. 为天然血型抗体
   E. 脐带血如出现针对某微生物的 IgM，表示可能有宫内感染

40. 滴虫性阴道炎的描述错误的是
   A. 阴道毛滴虫在低温情况下活动能力明显减低，为了减少漏检，在标本送检和检查时均应注意保温
   B. 染色检查法是目前临床实验室中最常用的方法
   C. 少数带虫者阴道内有滴虫存在而无炎症反应
   D. 阴道分泌物常伴有腥臭味
   E. 阴道毛滴虫在干燥条件下不容易死亡

41. 红细胞的保存期随保存液的不同而不同，下面哪些描述是正确的
   A. CPD，21 天　　B. AS，42 天
   C. CPDA，35 天　D. ACD，21 天
   E. CPD，35 天

42. 胎儿先天缺陷的母体血清筛查指标有
   A. 甲胎蛋白
   B. 胎盘碱性磷酸酶
   C. hCG
   D. 催乳素
   E. 游离雌三醇 E_3

43. 影响血栓弹力图的因素包括
    A. 血凝速度
    B. 纤溶活性的高低
    C. 红细胞的聚集状态
    D. 红细胞的刚性
    E. 血小板的功能

44. 血管内皮细胞分泌的促血栓形成的物质包括
    A. 组织因子途径抑制物
    B. 内皮素
    C. 血小板活化因子
    D. 组织型纤溶酶原激活物
    E. 纤溶酶原激活抑制物

45. 红细胞膜的功能包括
    A. 屏障作用　　B. 半透性
    C. 免疫性　　　D. 可变性
    E. 受体特性

三、共用题干单选题：以叙述一个以单一病人或家庭为中心的临床情景，提出 2～6 个相互独立的问题，问题可随病情的发展逐步增加部分新信息，每个问题只有 1 个正确答案，以考查临床综合能力。答题过程是不可逆的，即进入下一问后不能再返回修改所有前面的答案。

（46～49 共用题干）

患儿男，8 岁，血尿、少尿 1 周，伴有眼睑水肿、乏力、腰酸。血压 187/105mmHg。既往无肾脏疾病史。

46. 诊断少尿的标准是 24 小时的尿量少于
    A. 2500ml　　B. 2000ml
    C. 1000ml　　D. 400ml
    E. 100ml

47. 少尿的病因常见于
    A. 膀胱炎
    B. 慢性肾小球肾炎
    C. 肾盂肾炎

D. 急性肾小球肾炎
E. 尿道炎

48. 血尿可见于下列疾病，但除外
    A. 肾结核
    B. 前列腺肿瘤
    C. 肾或泌尿道结石
    D. 急性肾小球肾炎
    E. 单纯性肾病综合征

49. 上述病例实验室检查首选的项目是
    A. 尿镜检＋血清补体
    B. 尿三胆试验＋血清补体
    C. 肾功能检查
    D. 内生肌酐清除率
    E. 肾活检

（50～51 共用题干）

患儿女，2 岁，颈部淋巴结肿大伴头晕、乏力、纳差 2 个月。两颌下、颈部、腋窝及腹股沟淋巴结均明显肿大，胸骨有压痛，肝肋下 1cm，脾肋下 3cm，Hb 42g/L，WBC 18×10^9/L，血涂片中原始细胞占 87%，胞体较小，胞浆未见 Auer 小体，涂片中有较多退化细胞。

50. 本病最可能的诊断是
    A. 急性早幼粒细胞白血病
    B. 急性粒细胞白血病
    C. 急性淋巴细胞白血病
    D. 急性单核细胞白血病
    E. 急性粒－单核细胞白血病

51. 为了本病的诊断，下列哪项检查应作为首选
    A. 肝功能检查
    B. 骨髓细胞学检查
    C. 淋巴结穿刺涂片
    D. 细胞化学染色
    E. 血常规检查

(52 ~ 55 共用题干)

对免疫增殖性疾病的检测，其目的是早期发现疾病、监控病情和判断预后，提供有价值的信息。临床上常用的检测方法有多种。

52. 检测单株免疫球蛋白病的过筛方法是
    A. 骨髓形态检查
    B. 蛋白区带电泳测定
    C. 尿蛋白定性试验
    D. 血清总蛋白测定
    E. 免疫固定电泳测定

53. 血清蛋白区带电泳时，不会出现假性单克隆免疫球蛋白区带的是
    A. 肾病综合征
    B. 高脂蛋白血症
    C. 结合珠蛋白大量升高
    D. 急性感染性 CRP 升高
    E. 非分泌型骨髓瘤

54. 有关 M 蛋白血症的血清蛋白电泳区带，错误的是
    A. M 蛋白可出现在 γ - 球蛋白区
    B. M 蛋白可出现在 β、γ - 球蛋白区
    C. M 蛋白可出现在 α_2、β - 球蛋白区
    D. M 蛋白可出现在区带中的不同位置
    E. 可根据 M 蛋白在电泳图中位置来判定是何种免疫球蛋白

55. 对轻链型患者，实验室检测不会出现的结果是
    A. 血清蛋白电泳不出现 M 蛋白
    B. 尿本 - 周蛋白阳性
    C. 免疫固定电泳可显示 κ 型
    D. 免疫固定电泳可显示 λ 型
    E. 免疫固定电泳可显示各种免疫球蛋白

(56 ~ 58 共用题干)

药物通过不同方式摄入，以不同方式进入体液中，根据药物的理化性质不同，其在体内的分布不同，为了方便处理药代动力学，将药物浓度按房室模型进入处理，即相同浓度的组织或器官定义为一个房室。

56. 多数个体分布呈单室模型的药物是
    A. 地高辛   B. 苯妥英钠
    C. 环孢素 A   D. 茶碱
    E. 阿米替林

57. 分布呈二室模型的药物是
    A. 地高辛   B. 苯妥英钠
    C. 环孢素 A   D. 茶碱
    E. 阿米替林

58. 游离药物分布呈单室模型的是
    A. 地高辛   B. 苯妥英钠
    C. 环孢素 A   D. 茶碱
    E. 阿米替林

(59 ~ 61 共用题干)

真菌感染尤其是深部真菌感染，及时而准确的诊断对于挽救患者的生命非常重要，血清学试验具有简便、快速、灵敏性和特异性较高的优点，为临床提供了更多的选择和参考。

59. 诊断新生隐球菌脑膜炎最有价值的试验是
    A. G 试验
    B. 新生隐球菌荚膜抗原乳胶凝聚试验
    C. 墨汁染色
    D. 甘露聚糖检测
    E. 新生隐球菌抗体检测

60. 关于 G 试验，错误的是
    A. G 试验阳性提示可能有曲霉感染
    B. G 试验阳性提示可能是念珠菌感染
    C. G 试验阳性通常早于临床症状或影像学出现变化
    D. 临床有效的抗真菌治疗能降低血浆中 1,3 - β - D - 葡聚糖的含量，连续检测有助于病情变化和疗效反应的判断

E. G 试验是筛选侵袭性真菌感染的有效方法，浅表真菌感染或定植很少阳性

61. 下列说法正确的是
    A. 应用哌拉西林 – 三唑巴坦会显著增加 GM 试验假阴性数量
    B. 血清 Pc 抗体阳性有助于卡氏肺孢菌肺炎的早期诊断
    C. 类风湿因子可导致新生隐球菌荚膜抗原乳胶凝聚试验假阳性
    D. G 试验可以区分曲霉菌和念珠菌感染
    E. 半乳甘露聚糖在血中存在时间较长

(62 ~ 65 共用题干)

患者男，14 岁，从未进行过预防脊髓灰质炎的免疫接种，在夏季后期患此病住进医院。在病情严重时使用了人工呼吸器，恢复时撤掉人工呼吸器，未出现不良影响，几天后，血气、电解质结果如下：Na^+ 136mmol/L，K^+ 4.5mmol/L，Cl^- 92mmol/L，pH 7.32，CO_2 总量36mmol/L，PCO_2 70mmHg。

62. 患者的酸碱平衡紊乱类型是
    A. 呼吸性碱中毒
    B. 代谢性酸中毒
    C. 代偿性呼吸性酸中毒
    D. 代谢性碱中毒
    E. 混合性碱中毒

63. 患者的 HCO_3^-（mmol/L）为
    A. 339   B. 0.339
    C. 33.9   D. 3.39
    E. 0.0339

64. 患者的 AG（mmol/L）为
    A. 14.6   B. 140.5
    C. 48.5   D. 232.5
    E. 28.8

65. 如果人工呼吸器的速率过快，可能会引起
    A. 酸中毒
    B. 碱中毒
    C. 酸碱平衡正常
    D. 保持过去的酸碱平衡紊乱
    E. 混合性酸碱平衡紊乱

四、案例分析题：每道案例分析题至少 3 ~ 12 问。每问的备选答案至少 6 个，最多 12 个，正确答案及错误答案的个数不定。考生每选对一个正确答案给 1 个得分点，选错一个扣 1 个得分点，直至扣至本问得分为 0，即不含得负分。案例分析题的答题过程是不可逆的，即进入下一问后不能再返回修改所有前面的答案。

(66 ~ 68 共用题干)

患者女，12 岁，2006 年 6 月底发现膝关节周围的皮肤出现出血点，到当地医院就诊，发现尿中 RBC（＋＋＋＋），发病前 3 周曾经发生上呼吸道感染。经过治疗，时好时坏，2006 年 12 月 16 日又到医院就诊。查体：皮肤紫癜已经消失，少许咳嗽。实验室检查：尿潜血 250U，镜下 RBC（＋），补体总量正常，C3 正常，C4 0.061g/L（正常值 0.16g/L），肾功能正常，肝功能正常。免疫复合物升高。血常规正常，类风湿因子阴性。

66. 根据上述信息，当前诊断应考虑的疾病是
    A. 变应性紫癜
    B. 类风湿关节炎
    C. 紫癜性肾炎
    D. 系统性红斑狼疮
    E. 风湿性关节炎
    F. 急性肾小球肾炎

67. 进一步明确诊断，应考虑的检验项目是

A. 血清总补体活性（CH50）

B. 血型抗体

C. 血清循环免疫复合物

D. 凝血功能

E. 抗血小板抗体

F. 抗核抗体

G. 尿白蛋白

H. 骨髓检查

68. 支持变应性紫癜和紫癜性肾炎的证据有

A. 近期有细菌、病毒感染史

B. 抗血小板抗体阳性

C. 尿隐血试验阳性

D. 尿中出现红细胞

E. 伴有皮肤出血点

F. 免疫复合物升高

（69~71 共用题干）

患者男，39 岁，因车祸引起右踝骨折入院。患者无其他任何症状，否认黄疸，发热，关节痛，腹痛，恶心，呕吐，呕血，黑便和疲劳。无输血史。未服用对乙酰氨基酚、非甾体抗炎药和其他药物。无肝炎史。2 个月前大量使用静脉注射药约 2 周。查体：右踝骨折，无黄疸、发热。心、肺正常。腹软，无触痛。血压 109/68 mmHg，心率 70 次/分，呼吸 16 次/分。实验室检查：ALT 1178 U/L，AST 746 U/L。

69. 根据上述信息，可初步考虑的疾病是

A. 高血压   B. 中毒

C. 病毒性肝炎   D. 动脉粥样硬化

E. 药物性肝损害   F. 心肌炎

G. 胆石症   H. 胸膜炎

70. 为明确诊断应进行的实验室检测是

A. 血清 ALP

B. 肝炎病毒的血清学指标

C. 血清 AFP

D. 血清 FABP

E. 血清 CK

F. 血清 CK－MB

G. 血清 LDH

H. 血清 IgE

71. 若患者 HCV－IgG 和 HCV－IgM 阳性，有助于诊断和治疗的检测是

A. 血清 CEA

B. HCV RNA 定量

C. 血清 Na

D. 血清 Alb

E. HCV 分型

F. 血清 AST

G. 血清 Mb

H. 血清 CK－MB

（72~79 共用题干）

患者女，14 岁，皮下淤血，来院就诊。血常规检查：红细胞和白细胞计数正常，血小板计数 25×10^9/L。APTT 50 秒，PT 19 秒，纤维蛋白原 2.5g/L。

72. 血小板减少的疾病有

A. 急性白血病

B. 急性大出血

C. 急性溶血

D. DIC

E. 肝硬化

F. 再生障碍性贫血

73. 血小板止血功能有

A. 聚集功能

B. 释放功能

C. 黏附功能

D. 促凝功能

E. 降解凝血酶作用

F. 血块收缩功能

74. 血小板数增多的疾病有

A. DIC

B. ITP

C. 肝病

D. 急性溶血

E. 切除术后

F. 真性红细胞增多症

75. 血小板形态学的临床意义

    A. 有利于巨核细胞和血小板病的诊断

    B. 了解体内巨核细胞和血小板数量和功能状态

    C. MDS 和血小板减少症可有小血小板增多

    D. 巨大血小板综合征可见巨大血小板

    E. 血小板无力症时可见血小板散在分布，且大小不一

    F. 巨幼细胞贫血可见血小板

76. 出血时间测定常用于

    A. 外科手术的出血筛选试验

    B. 抗血小板药物的监控

    C. 凝血因子活性下降的判断

    D. 诊断血友病

    E. 诊断巨大血小板综合征

    F. 出血时间是诊断 vWD 的重要指标之一

77. BT 测定质量保证的要求是

    A. 关注穿刺的深度及血流速度

    B. 选用 Duke 法

    C. 穿刺位置的正确选择

    D. 注意保暖

    E. 忌服影响血管和血小板功能类药物

    F. 关注皮肤切口的长度

78. 平均血小板体积测定的临床意义是

    A. 鉴别血小板减少的原因

    B. 血小板代谢功能的了解

    C. 提示骨髓功能恢复的预后价值

    D. 输血中的意义

    E. 判断心脑血管病

    F. 是预示骨髓恢复的指标

79. 下列哪种疾病出血时间延长

    A. 血友病 B

    B. 血管性紫癜

    C. 血管性血友病

    D. 血小板减少症

    E. XIII 缺乏

    F. 遗传性毛细血管扩张症

（80～84 共用题干）

    患者女，52 岁，反复出现发热，关节肿痛，全身水肿，蛋白尿，4 年余，入院时体温 38.5℃，四肢关节疼痛，脾肋下 3cm，肝肋下 2cm，双手掌指关节、双膝关节肿胀、压痛。BUN 26.8mmol/L，血钾 6.0mmol/L，血沉 98mm/h，CRP 升高，C3 降低，尿蛋白（+++），血压 150/90mmHg，X 线示心影向两侧扩大，右侧肋膈角变钝。采用青霉素、链霉素治疗效果不佳。

80. 该病人可能的诊断是

    A. 急性肾炎

    B. 慢性肾炎

    C. 系统性红斑狼疮

    D. 皮肌炎

    E. 硬皮病

    F. 类风湿关节炎

    G. 慢性肾衰竭

81. 若要进行诊断和鉴别诊断，应进一步做的实验室检查有

    A. ANA   B. 抗 Sm 抗体

    C. 肾穿刺活检   D. ASO

    E. 抗 CCP 抗体   F. 铜蓝蛋白

    G. 肾脏 B 超

82. 如果 ANA 滴度为 1∶20000，应优先做哪些实验室检查用以明确诊断

    A. 抗角蛋白抗体

    B. 抗 dsDNA 抗体

    C. 抗 Sm 抗体

    D. 抗核周因子抗体

E. 抗 CCP 抗体

F. 抗 SSA、SSB 抗体

G. 狼疮抗凝物

83. 患者抗 dsDNA 抗体、抗 Sm 抗体阳性，应考虑致慢性肾衰竭的疾病是

　　A. 急性肾炎

　　B. 慢性肾炎

　　C. 系统性红斑狼疮

　　D. 皮肌炎

　　E. 硬皮病

　　F. 强直性脊柱炎

　　G. 混合性结缔组织病

84. 下列指标可反映患者处于疾病活动期的是

　　A. 抗 ssDNA 抗体

　　B. 抗 Sm 抗体

　　C. 血清 CRP 水平显著升高

　　D. 血清 C3 水平显著降低

　　E. 血清 C4 水平显著降低

　　F. ESR 显著升高

　　G. 抗 dsDNA 抗体

（85～87 共用题干）

患儿男，2 岁，1 个月前患支气管肺炎，一直在使用抗菌药物治疗。近 2 天，又出现发热、呕吐、腹泻、面色苍白，眼窝凹陷，尿少等症状。查体：T 38.6℃，R 30 次/分，P 120 次/分。咽部充血，心肺（－）。

85. 可能导致患儿肠道感染的病原菌为

　　A. 肺炎链球菌

　　B. 金黄色葡萄球菌

　　C. 难辨梭状杆菌

　　D. 白色念珠菌

　　E. 大肠埃希菌

　　F. 肺炎克雷伯菌

　　G. 变形杆菌

86. 大便培养可能得到的菌落的特点为

　　A. 血琼脂平板出现 β 溶血菌落

　　B. 血琼脂平板出现 α 溶血菌落

　　C. MAC 上出现粉红色菌落

　　D. MAC 上出现红色菌落

　　E. 白色或淡黄色菌落，不透明，边缘不齐，表面粗糙

　　F. 血琼脂平板上不溶血

　　G. 白色细小菌落

87. 若菌落出现较大的 β 溶血环，且凝固酶试验阳性，考虑为金黄色葡萄球菌。药物敏感试验必须选择的药物有

　　A. 青霉素　　　　B. 头孢他啶

　　C. 环丙沙星　　　D. 庆大霉素

　　E. 苯唑西林　　　F. 万古霉素

（88～92 共用题干）

患者女，53 岁，4 个月前无明显诱因出现胸闷、气促、轻咳，咳少许白色黏痰，无畏寒、发热，盗汗等，考虑为右侧结核性胸膜炎，给予抗感染、抗结核治疗 40 天后病情缓解出院。近 1 周无明显诱因病情加重，到本院就诊。查体：双下肢无水肿。左下肺可闻及细湿啰音，右侧胸腔积液征阳性。心率 98 次/分，腹软，肝于剑突下 5cm、肋下 2cm 处可触及，表面光滑，质软，轻压痛。第 1 次胸腔积液检查：暗红、浑浊、李凡他试验（＋）、比重 1.020、LD 143U/L、蛋白质 21.7g/L、RBC（＋）、WBC（0～2）个/HP、抗酸杆菌（－）、恶性细胞（－）。给予抗结核治疗 10 天，无明显疗效，但试用利尿剂后患者病情可缓解。再次胸穿发现胸腔积液呈透明、鲜红色，李凡他试验（－），比重 1.008，蛋白质 25.4g/L，LD 222U/L，RBC（＋＋），WBC（1～2）个/HP。

88. 特征中支持胸腔积液为漏出液的有

　　A. LD 143U/L

　　B. 比重 1.020

　　C. 积液暗红色、浑浊

D. 蛋白质 21.7g/L

E. 比重 1.008

F. 蛋白质 25.8g/L

89. 特征中支持积液为渗出液的有
    A. LD 143U/L
    B. 比重 1.020
    C. 积液暗红色、浑浊
    D. 蛋白质 21.7g/L
    E. 比重 1.008
    F. 蛋白质 25.8g/L
    G. LD 222U/L
    H. 肝于剑突下 5cm、肋下 2cm 处可触及

90. 为明确诊断下一步应做的检查有
    A. 心电图
    B. 胸部 X 线片
    C. 胸部 B 超
    D. 淀粉酶
    E. 胸腔积液结核分枝杆菌培养
    F. 血清抗核抗体

91. 患者可能的疾病是
    A. 感染性疾病
    B. 内分泌系统疾病
    C. 风湿性疾病
    D. 肾脏疾病
    E. 心血管疾病
    F. 消化系统疾病

92. 下列叙述正确的是
    A. 该患者积液为渗出液
    B. 该患者积液为漏出液
    C. 该患者第二次胸穿，积液为透明、鲜红色，可能是出血所致
    D. 该患者第二次胸穿，积液为透明、鲜红色，可能是服用利福平所致
    E. 患者应继续抗结核治疗
    F. 患者应继续抗感染治疗
    G. 患者应继续利尿治疗

（93 ~ 96 共用题干）

患者女，39 岁，5 个月前剖宫产术后出现阴道不规则流血，每日约用卫生护垫 1 ~ 2 张。产后 2 个月仍有流血。妇科检查：宫颈下唇菜花样肿物，触之易出血，子宫大小正常，宫旁无明显增厚。

93. 患者下一步应进行的检查有
    A. 腹腔镜检查
    B. 宫颈脱落细胞学检查
    C. 活检
    D. 妇科 B 超
    E. 阴道镜检查
    F. 鳞状细胞癌相关抗原

94. 目前认为下列哪些微生物感染与宫颈癌的发生有关
    A. 人巨细胞病毒
    B. 人乳头瘤病毒
    C. 单纯疱疹病毒
    D. EB 病毒
    E. 柯萨奇病毒
    F. 流感病毒

95. 提示：脱落细胞学检查结果为细胞散在分布，胞质丰富红染，细胞多形性明显，呈纤维形、梭形或不规则形，核大深染，染色质块状或粗颗粒状。患者最可能的诊断是
    A. 低度鳞状上皮内病变
    B. 高度鳞状上皮内病变
    C. 宫颈腺癌
    D. 宫颈鳞腺癌
    E. 角化型宫颈鳞癌
    F. 非角化型宫颈鳞癌

96. 提示：患者手术后，进行局部放射治疗。下列关于良性上皮细胞急性放射性改变的描述，正确的是
    A. 胞质和胞核内出现空泡，核仁增大，也可呈空泡变性
    B. 细胞增大，可增大 1 倍以上，但核

质比不大

C. 核边增厚，核空泡变，染色质同质化，淡染

D. 形成分叶核或多叶核等核畸形

E. 可发生核碎裂

F. 可发生核溶解

（97～100 共用题干）

单基因遗传性疾病的分子诊断一直是国内外科学研究的热点，目前为止大多数单基因遗传性疾病的致病基因都被发现和鉴定，但仍有一定量的单基因遗传病的致病基因还未得到分离。

97. 家族性高胆固醇血症的常见致病基因是 LDLR 的突变，所以在筛查此病时应采用哪几种方案

    A. 连锁分析

    B. 全基因组扫描

    C. 对 LDLR 进行 PCR - RFLP

    D. 对 LDLR 进行 PCR - SSCP

    E. 对 LDLR 进行 PCR 后直接测序

    F. 候选基因突变筛查法

98. 对未知的新基因所引发的单基因遗传性疾病需进行基因定位，基因定位最常用的技术是

    A. 基因组扫描技术

    B. DNA 重组技术

    C. DNA 芯片技术

    D. 限制性内切酶酶切技术

    E. PCR 技术

    F. 单链构象多态性技术

99. 基因组扫描技术中所用到的生物统计学方法是连锁分析，对连锁分析描述正确的是

    A. 是同一染色体上的等位基因作为一个整体在减数分裂时向子代传递的现象

    B. 在不同的染色体上，2 个基因位点的物理距离彼此很近时，会作为一个整体由亲代传递给子代

    C. 如果 2 个位点的等位基因位于不同的染色体上，则向子代传递的过程中遵循"连锁平衡"

    D. 如果 2 个位点的等位基因位于同一染色体上且相距较近，则向子代传递的过程中遵循"连锁不平衡"

    E. 连锁不平衡是进行遗传分析的基础

    F. 同一染色体上 2 个基因座的等位基因 A/B 和 a/b，如果 Ab 一起传递给后代，为连锁

100. 连锁分析常采用对数优势记分法（LOD）统计分析实验结果，对 LOD 判断连锁能力正确的是

    A. Z 值为正，Z >1 为支持连锁

    B. Z 值为负，Z < -1 为否定连锁

    C. Z 值为正，2 >3 为肯定连锁

    D. Z 值为负， -2 <2 <1 要继续累积家系资料

    E. $\theta \leqslant 0.1$ 为紧密连锁

    F. $\theta \geqslant 0.2$ 为松弛连锁

高级卫生专业技术资格考试用书

临床医学检验学全真模拟试卷与解析

（副主任医师/主任医师）

答案解析

英腾教育高级职称教研组　编写

中国健康传媒集团

中国医药科技出版社

内 容 提 要

根据人力资源和社会保障部、卫健委《关于深化卫生事业单位人事制度改革的实施意见》和《加强卫生专业技术职务评聘工作的通知》，高级卫生专业技术资格采取考试和评审结合的办法取得。本书是"高级卫生专业技术资格考试用书"系列之一，紧扣高级卫生专业技术资格考试前沿与新版考纲，包含两个分册："全真模拟试卷"包含题型说明与6套高度仿真模拟试卷，其所设题目数量、题型比例分配、难易程度、考核知识点构架均严格模拟真题；"答案解析"为6套模拟试卷的全解析版，有助于考生及时检验复习效果，有的放矢地归纳、梳理并记忆考试重点、难点与易错点，主要适用于参加卫生专业技术资格高级职称考试（副高、正高）评审申报人员在最后阶段冲刺备考，高分通过考核。

图书在版编目（CIP）数据

临床医学检验学全真模拟试卷与解析/英腾教育高级职称教研组编写 . —北京：中国医药科技出版社，2022.12

高级卫生专业技术资格考试用书

ISBN 978 - 7 - 5214 - 3490 - 3

Ⅰ.①临…　Ⅱ.①英…　Ⅲ.①医学检验 - 资格考试 - 习题集　Ⅳ.①R446 - 44

中国版本图书馆 CIP 数据核字（2022）第 202942 号

美术编辑　陈君杞
责任编辑　高一鹭　高延芳
版式设计　友全图文

出版　**中国健康传媒集团**｜中国医药科技出版社
地址　北京市海淀区文慧园北路甲 22 号
邮编　100082
电话　发行：010 - 62227427　邮购：010 - 62236938
网址　www.cmstp.com
规格　787×1092 mm $^1/_{16}$
印张　8 $^1/_2$
字数　184 千字
版次　2022 年 12 月第 1 版
印次　2022 年 12 月第 1 次印刷
印刷　北京紫瑞利印刷有限公司
经销　全国各地新华书店
书号　ISBN 978 - 7 - 5214 - 3490 - 3
定价　**48.00 元**

获取新书信息、投稿、为图书纠错，请扫码联系我们。

目 录

全真模拟试卷（一）答案解析

一、单选题

1. A 呼吸性碱中毒是指由于各种原因引起的肺通气过度导致 CO_2 排出过多，引起以血浆 HCO_3^- 浓度原发性降低，pH 升高为特征的酸碱平衡紊乱。呼吸性碱中毒可由肾代偿，通过肾排酸保碱作用减弱，尿排出 HCO_3^- 增多。此时 PCO_2 从正常值每下降 1.3kPa，血浆 HCO_3^- 可代偿下降 5mmol/L，pH 趋于正常。

2. D 金黄色葡萄球菌能合成较多的 X、V 因子，促使流感嗜血杆菌生长。

3. A 环孢素 A 的免疫抑制作用，在分子水平上干扰转录因子与 IL–2 助催化剂的结合，抑制 IL–2mRNA 的转录，进而抑制 IL–2 的生成及其受体表达，使细胞毒 T 细胞聚集作用减弱，从而减少其他细胞因子的产生和聚集，使炎症反应减弱或消失。

4. A 火箭电泳抗原在含有抗体的凝胶中进行电泳，在电场作用下，抗原向一个方向移动，在移动的过程中，逐步与凝胶中的抗体结合而沉淀呈火箭状。火箭峰越高，说明抗原量越多，二者呈正相关，因此可用于抗原的定量测定。实际上火箭电泳是定向加速度的单向扩散实验。

5. A 挑刺试验主要用于 Ⅰ 型超敏反应的检测，其余各选项均用于 Ⅳ 型超敏反应的检测。

6. B 干化学试带法又称干化学法，试带膜块中含有多聚电解质、酸碱指示剂（溴麝香草酚蓝）及缓冲物。尿液离子浓度与经过处理的多聚电解质的 pKa 改变相关，根据颜色变化换算成尿液电解质浓度，以电解质浓度再换算成比重。方法学评价：①操作简便、快速；②不受高浓度的葡萄糖、尿素或放射造影剂的影响，但受强酸、强碱及尿液蛋白质的影响较大；③灵敏度低、精密度差，检测范围窄；④只适用于筛检试验，不能作为评价肾功能变化的指标。

7. D 难治性贫血伴原始细胞增多（refractory anemia with excess blasts, RAEB）是骨髓增生异常综合征的一种。

8. A 中性粒细胞不参与 Ⅰ 型超敏反应。

9. B 黏膜免疫系统是由黏膜上皮或黏膜相关淋巴样组织（MALT）构成庞大而复杂的内环境稳定和免疫应答系统。其对于抗原的接受是通过具有吞噬功能的扁平上皮细胞从黏膜获取的。

10. E 只依据 CD7 抗原不能诊断 T–ALL，因为 CD7 与急性髓系白血病（急性髓细胞性白血病）有 5%～10% 的交叉反应。

11. D 血清中各种蛋白质由于 pI 值、带电荷量、分子大小以及氨基酸的排列顺序等不同，故而在同一电场中迁移速度不同，带电荷多，分子量小者游动快，反之则慢，故醋酸纤维薄膜电泳将血清蛋白分为 5 个区代，从正端依次为清蛋白/白蛋白、$α_1$–球蛋白、$α_2$–球蛋白、β–球蛋白和 γ–球蛋白区带。

12. A 凝胶过滤是利用凝胶的网状结构根据被分离物质分子大小进行分离的一种方法。

13. C 非发酵菌是一大群需氧或兼性

厌氧、无芽孢、不发酵葡萄糖或仅以氧化形式利用葡萄糖的革兰阴性杆菌或球杆菌。当氧化酶阳性时，可怀疑为非发酵菌。

14. B 人疱疹病毒－8（HHV－8）又称为卡波西肉瘤相关性疱疹病毒。HHV－8原发感染的临床表现因年龄、免疫功能而异，儿童常发热出疹。免疫功能正常者表现为腹泻、疲劳、局部皮质、淋巴结肿大等。免疫功能低下者出现卡波西肉瘤、发热、关节痛、淋巴结病、脾大及血细胞减少等表现。

15. D 热原质是细菌产生的一种脂多糖，注入体内会引起发热。耐高温，不被高压灭菌所破坏，加热180℃、4小时或250℃、45分钟或650℃、1分钟时才会使热原质失去作用。除去它的最好方法是蒸馏。

16. A 羊水检查适应证：①高危妊娠有引产指征；②既往有多次原因不明的流产、早产或死胎史，疑有胎儿遗传性疾病者；③夫妇双方或一方有染色体异常或亲代患有代谢性缺陷病者及高龄孕妇；④性连锁遗传病携带者需确定胎儿性别时；⑤疑为母儿血型不合；⑥妊娠早期接受过大剂量电离辐射或患过严重病毒感染性疾病；⑦检查胎儿有无宫内感染。

17. C 便常规检查应采集新鲜样本，及时送检，一般不超过1小时，选择含有异常成分的粪便，如黏液或脓血等部分，一般采集3~5g，采集应使用一次性、无渗漏、有盖、无污染的干净容器，用于细菌培养的容器应无菌且标识明显。

18. C 根据红细胞上有无D抗原将红细胞分为Rh阳性和Rh阴性，Rh阴性者再次接受阳性输血时会发生凝集反应。

19. A 尿量增多且尿比重增加常见于糖尿病、使用放射造影剂等；尿崩症、慢性肾衰竭尿量减少且尿比重降低；急性肾小球肾炎、重症肝病时尿量减少且尿比重增高。

20. E 正常情况下原始粒细胞、早幼粒细胞、中幼粒细胞和晚幼粒细胞只能存在于骨髓中，而杆状核粒细胞既可出现在骨髓中，也可出现于外周血中。

21. D 肾糖阈为8.88mmol/L，当血糖浓度超过8.88mmol/L，尿液中开始出现葡萄糖。

22. A 造血微环境是指造血器官实质细胞四周的支架细胞、组织。它包括微血管系统、末梢神经、网状细胞、基质以及基质细胞分泌的细胞因子。其中对造血微环境造血影响最重要的因素是血管。

23. B 急性早幼粒细胞白血病（APL）是急性髓细胞性白血病（AML）的一种特殊类型，被FAB协作组定为急性髓细胞性白血病M_3型。在维A酸（ATRA）临床应用之前体外实验证实其能诱导白血病细胞株（如HL－60细胞）和APL原代细胞分化。1986年中国学者在国际上首次使用全反式维A酸诱导分化治疗APL并获得了成功，目前ATRA诱导分化疗法是APL的首选治疗方法。

24. E 急性淋巴细胞白血病：α－醋酸萘酚酯酶（α－NBE）染色为阴性，患者α－NBE（＋）可排除；急性粒细胞白血病：氯乙酸AS－D萘酚酯酶染色为阳性，患者氯乙酸AS－D萘酚酯酶（－），可排除；急性单核细胞白血病：α－NBE染色原始单核细胞为阴性或弱阳性，幼稚单核细胞为阳性，但可被NaF抑制，患者α－NBE（＋）且不被NaF抑制，故可排除；急性红白血病：外周血幼红细胞、骨髓象红细胞增多，患者无此症状，可排除。

25. C 化脓性脑膜炎时脑脊液细胞分类计数是以中性粒细胞为主。

二、多选题

26. ABCD 再生障碍性贫血时各系细胞均减少，不会出现幼稚粒细胞。

27. ACDE 反应结束时，游离标记抗原含量与未标记抗原无明显关系。

28. ABC 尿有形成分计数和管型计数适宜用晨尿。

29. ABCE 骨髓增生异常综合征是一组起源于造血髓系定向干细胞或多能干细胞的异质性克隆性疾病，主要特征是无效造血和高危演变为急性髓系白血病，不属于骨髓增生性疾病。

30. ABC CK 是测定心脏的良好指标，TP 是梅毒检测，与肝脏功能无关。

31. ADE 随体指在染色体的一端由微细的纤维结构连接起来的球形或椭圆形的染色颗粒；嵌合体可以是数目异常之间、结构异常之间以及数目和结构异常之间的嵌合。

32. BCD 脑脊液是存在于脑室、蛛网膜下腔和脊髓中央管中的无色透明液体。正常情况下补体和抗体可以通过脉络丛。不同年龄阶段，脑脊液的量可以不同，正常成年人的脑脊液为 100～150ml，当脑脊液内蛋白质增高至 10g/L 时，可出现薄膜或凝块。在蛛网膜下腔陈旧性出血时，红细胞破坏，故脑脊液离心后上清液呈红色。

33. ABCDE 血栓与止血检测包括血液流经的血管、血流流变、血液中的成分。

34. ABCDE 正常情况下，人体免疫系统对自身成分不会产生反应，称自身免疫耐受。自身免疫性疾病是机体自身免疫耐受机制失调或破坏，导致自身组织器官损伤或出现功能异常的免疫病理状态。特点有：①以女性多见，有遗传倾向；②病程较长，迁延反复，易伴发恶性肿瘤；③大多病因不明；④受损部位往往出现免疫炎症；⑤应用免疫抑制药物治疗一定

疗效等。

35. ACD 韦荣球菌属革兰阴性厌氧球菌。本属有小韦荣球菌和产碱韦荣球菌，它们都是口腔、咽部、胃肠道及女性生殖道的正常菌群。大多见于混合感染，致病力不强，小韦荣球菌常见于上呼吸道感染中，而产碱韦荣球菌则多见于肠道感染。巨球菌属属于严格厌氧的革兰阴性球菌。球状，直径 0.6～1.0μm，成对，偶尔成链。生长温度 15°C～40°C，通常 45°C 不生长。氨基酸球菌属属于严格厌氧的革兰阴性球菌。球状，直径0.6～1.0 μm，通常以椭圆状或肾状的双球体存在。最适生长温度 37°C，最适 pH 7.0。

36. BD 衣原体是一群体积较小，能通过细菌滤器，细胞内专性寄生，并有独特发育周期的原核细胞型微生物。立克次体是一类严格寄生在细胞内的原核细胞型微生物。

37. CD 克服某些试剂不稳定引起的误差主要用双试剂两点法和双试剂单波长一点法。

38. BE 肝昏迷时血清胆红素显著高，芳香族氨基酸含量升高等。

39. ABCDE 肿瘤的免疫逃逸机制：①与肿瘤细胞有关的机制，肿瘤细胞免疫逃逸机制的主要包括抗原缺失和抗原调变、肿瘤细胞的"漏逸"、MHC Ⅰ类分子表达低下或缺失、肿瘤细胞导致的免疫抑制、肿瘤细胞抗原诱发免疫耐受、缺乏共刺激信号和肿瘤细胞抗凋亡等机制；②与宿主免疫系统有关的机制：宿主处于免疫功能低下状态或免疫耐受状态，或者宿主的抗原递呈细胞的功能低下或缺陷，或者是由于宿主体内存在一定量的"增强抗体"或"封闭因子"封闭了肿瘤细胞表面的抗原表位等，均有助于肿瘤细胞逃避宿主免疫系统的攻击。

40. ABCE NK 细胞确切的来源还不十分清楚，一般认为直接从骨髓中衍生，其发育成熟依赖于骨髓的微环境。小鼠和人的体外实验表明，胸腺细胞在体外 IL - 2 等细胞因子存在条件下培养也可诱导出 NK 细胞。小鼠脾脏在体内 IL - 3 诱导下可促进 NK 细胞的分化。NK 细胞主要分布于外周血中，占 PBMC 5% ~ 10%，淋巴结和骨髓中也有 NK 活性，但水平较外周血低。在中晚期肿瘤患者，心肌炎等感染性疾病，免疫缺陷症 Chediak - Higashi 综合征，白血病中 NK 细胞活性降低。

41. ABCD 细菌性阴道病的诊断标准为阴道分泌物稀薄均匀、分泌物 pH > 4.5、胺试验阳性、线索细胞阳性。凡有线索细胞再加其他 2 条即可诊断。

42. BCE 外阴阴道假丝酵母菌病是由阴道内的念珠菌，主要为白念珠菌引起的阴道及外阴的炎症性疾病。临床以典型的豆腐渣样白带及剧烈的外阴瘙痒为特征。阴道分泌物黏稠、色黄或奶酪样斑片，在阴道壁上可见灰白色假膜样斑片，有瘙痒或灼热感，在分泌物中找到芽生孢子及假菌丝即可确诊，大多患者阴道分泌物增多。分泌物 pH > 4.5、胺试验阳性是细菌性阴道病的诊断标准。

43. BDE 3P 试验在 DIC 早、中期及继发性纤溶等疾病时呈阳性，原发性纤溶亢进时一般呈阴性。在 FM 和 FDP 同时存在时阳性率较高。

44. CDE 血管性血友病的筛选试验包括出血时间检测、APTT 和因子 FⅧ：C 检测、vWF：Ag 定量检测、vWF 多聚物分析、瑞斯托霉素诱发血小板聚集反应、血小板黏附试验、胶原结合试验等。

45. AD 血气分析标本抽血后要求严加密封，不能接触空气，立即送检，因为如果接触了空气，PO_2 升高、PCO_2 下降、pH 升高。

三、共用题干单选题

46. D 通过红细胞计数、血红蛋白测定、血细胞比容可以换算出该患者 MCV、MCH、MCHC，因此初步诊断此患者为正细胞贫血。

47. E 患者体检结果示巩膜轻度黄染、脾增大肋下 2cm 及实验室检查结果：Hb 70g/L，RDW 17.8%，外周血涂片镜检可见有核红细胞，网织红细胞 18%，尿常规检查尿胆原（＋＋）。以上均支持溶血性贫血的表现。该患者由于红细胞破坏增多，故胆色素代谢异常。红细胞代偿性增生，故网织红细胞增高，外周血涂片可见有核红细胞。

48. B 红细胞渗透脆性试验是红细胞膜缺陷的筛查试验，对遗传性球形红细胞增多症具有重要的诊断价值。Ham 试验对诊断阵发性睡眠性血红蛋白尿症有重要价值。Coombs 试验对免疫性溶血性贫血有重要的诊断价值。血红蛋白电泳对异常血红蛋白病有重要的诊断价值。Rous 试验阳性提示慢性血管内溶血，尿中有铁排出。

49. D 移植前如果受者血清中存在抗供者淋巴细胞抗体，移植后 80% 发生超急性排斥反应，因此必须做 HLA 交叉配型以检测受者体内供者淋巴细胞的细胞毒性抗体。常用的交叉配型试验是淋巴细胞交叉毒性试验。

50. B 发生于移植后数周至数月内的排斥反应为急性排斥反应。

51. D 急性排斥反应与 $CD4^+$ T 细胞和 $CD8^+$ T 细胞激活有关，属于Ⅳ型超敏反应。

52. A 在急性排斥反应临床症状出现前 1 ~ 5 天，T 细胞总数和 $CD4^+/CD8^+$ 比值升高，巨细胞病毒感染时此比值降低。一般认为，$CD4^+/CD8^+$ 比值大于 1.2 时，预示急性排斥反应即将发生，而此比值小于1.08时则发生感染的可能性很大。

53. D 免疫系统的功能是免疫防御、免疫监视、免疫自稳，免疫抑制剂长期使用就会导致肿瘤发生率和病毒感染率增高。

54. D APTT为血友病患者首选的筛检试验。

55. D 血友病A纠正试验：于患者血浆中加入1/4的正常新鲜血浆、硫酸钡吸附血浆或正常血清，再做APTT，如果正常新鲜血浆和硫酸钡吸附血浆能纠正延长的结果而正常血清不能纠正，则为因子Ⅷ缺乏，即可诊断为血友病A。

56. E 血友病A患者vWF抗原正常，但多数血管性血友病患者vWF抗原降低，少数因vWF结构或功能异常而致病者可正常。

57. B Hct占比越高，做血涂片检查时容易导致血膜过厚。

58. D 为得到满意的血涂片，在制备血涂片时一定要遵循小血滴、小角度（25°～30°）、慢推的原则。

59. C 有被狗咬伤史，临床表现为恐水症，为狂犬病特征。

60. A 狂犬病以对症综合治疗为主，可使用镇静剂使该患儿安静，并安置在安静的环境中。

61. B 患溶血性贫血时尿胆红素（-），其他选项均正确。

62. C 患儿红细胞渗透脆性试验正常可排除遗传性球形红细胞增多症，因其母亲有贫血史，考虑遗传性贫血，可做葡萄糖-6-磷酸脱氢酶活性测定明确诊断。

63. E ELISA的基础是抗原或抗体的固相化及抗原或抗体的酶标记。结合在固相载体表面的抗原或抗体仍保持其免疫学活性，酶标记的抗原或抗体既保留其免疫学活性，又保留酶的活性。受检标本与固相载体表面的抗原或抗体起反应。用洗涤的方法使固相载体上形成的抗原抗体复合物与液体中的其他物质分开。加入酶标记的抗原或抗体，通过反应也结合在固相载体上。加入酶反应的底物后，底物被酶催化成为有色产物，产物的量与标本中受检物质的量直接相关，根据呈色的深浅进行定性或定量分析。酶的催化效率很高，间接地放大了免疫反应的结果，使测定方法达到很高的敏感度，可用于检测可溶性黏附因子。

64. B P-选择素凝集素样区是配体结合部位的关键序列，其配体是唾液酸化路易斯X，高亲和力的配体是P-选择素糖蛋白配体1，主要表达于中性粒细胞和单核细胞，因此P-选择素主要介导粒细胞和单核细胞在内皮细胞表面的滚动、粒细胞和单核细胞与血小板的黏附，从而间接介导淋巴细胞和T淋巴细胞在HEV归巢。

65. E L-选择素主要由淋巴细胞表达的一种选择素黏附分子，能够与表达于HEV内皮细胞的CD34和GlyCAM-1结合，使未活化淋巴细胞得以进入外周淋巴组织。

四、案例分析题

66. E 发热、腹痛、腹泻、里急后重、脓血、黏液便，有大量白细胞，为痢疾志贺菌感染的典型症状。

67. ABDF 志贺菌感染常常需要抗菌药物治疗，且志贺菌的耐药现象较为严重，所以对于志贺菌属的分离株通常要做药敏试验，一般只选用氨苄西林、一种喹诺酮类药物和磺胺甲噁唑/甲氧苄啶作为常规试验和报告。第一、第二代头孢菌素和氨基糖苷体外可能对这些菌株有活性，但临床治疗却无效，所以，对志贺菌属而言，第一、第二代头孢菌素和氨基糖苷类均不应做药敏试验，或者不管体外药敏试验结果如何，均报告为耐药。志贺菌的耐药主要由耐药质粒 R 控制，耐药质粒可在肠道细菌间通过接合等途径互相传递，对氨苄西林、复方新诺明，四环素等药物的耐药率不断上升并呈现多重耐药现象，近年来国内文献报道，志贺菌对常用的治疗药物如氨苄西林、喹诺酮类等的耐药率均在 50% 以上。氯霉素敏感性试验广泛用沙门菌属，可用于有特效作用的伤寒、副伤寒。真菌感染，无论是何种菌都需要做药敏实验。

68. DE 革兰染色阴性，硝酸盐还原试验（＋），杆菌，无鞭毛，有菌毛。在肠道鉴别培养基上形成无色、半透明的菌落，均能分解葡萄糖只产酸不产气，除宋氏志贺菌迟缓发酵乳糖外，均不分解乳糖。营养要求不高，在普通琼脂平板上经 24h 生长，形成直径达 2mm 大小、半透明的光滑性菌落；志贺菌属中的宋氏志贺菌常出现扁平的粗糙型菌落。

69. BCDEG 本患者入院时 BUN 20.8mmol/L，血钾 6.5mmol/L，C3 降低，尿蛋白强阳性，高血压，病史约 6 年，应考虑慢性肾炎，慢性肾衰竭。尽管 50%～60% 的慢性肾衰竭由慢性肾炎所致，但是本患者反复出现发热，关节肿痛，全身水肿，蛋白尿，且肝、脾肿大，用慢性肾炎解释不通。由于本病涉及多器官多系统，应考虑自身免疫病（系统性红斑狼疮引起的狼疮肾炎）所致的慢性肾衰竭。肾盂肾炎是长期反复发作的上尿路感染，全身症状表现为发热、寒战、头痛、全身酸痛、恶心、呕吐等，体温多在 38.0℃ 以上，多为弛张热，也可呈稽留热或间歇热；单纯抗菌治疗不可能有明显的效果，必须同时去除引起反复感染的诱因。糖尿病患者最典型的症状是"三多一少"，即喝水多、吃饭多、尿多、体重减轻，但真正典型症状的患者为数并不多，2 型糖尿病早期患者常无明显症状，随疾病进展，患者表现

为腿脚疼痛或麻木、视力下降等，当并发糖尿病肾病时，患者出现腿、脚肿胀或全身肿胀，最终会造成肾功能衰竭。

70. ABCFG 系统性红斑狼疮患者的血清中可出现多种自身抗体，如 ANA、抗 dsDNA 抗体、抗 Sm 抗体、抗 SSA 抗体和狼疮抗凝物等，对诊断具有重要价值。而 ASO 主要用于检测 A 群 β 溶血链球菌感染，RF 用于类风湿关节炎的辅助诊断。

71. E 抗 dsDNA 抗体阳性，其荧光图谱通常为均质型或核膜型。

72. C 高滴度的 ANA 主要见于系统性红斑狼疮，而且该患者抗 dsDNA 抗体阳性、抗 Sm 抗体、狼疮抗凝物阳性，这些均是系统性红斑狼疮的典型特征。

73. ABCD 抗心磷脂抗体阳性的系统性红斑狼疮患者，发生血管炎、溶血性贫血、心脏及中枢神经系统损害的概率明显高于抗心磷脂抗体阴性的患者。

74. AD 患者血小板和纤维蛋白原进行性减低，极有可能是并发了 DIC。DIC 的特点是在形成广泛性微血栓的过程中，消耗了大量的血小板和凝血因子，通过内激活途径引发继发性纤溶亢进。

75. AB 根据患者的临床症状及实验室指标，患者极有可能是并发了 DIC。且外周血可见异形红细胞，可能是发生了溶血。

76. CDEF 重度子痫前期患者血浆中抗凝血酶活性的减低是由多种因素造成的。从正常的妊娠早期，血浆中抗凝血酶含量及活性即开始逐渐减低，并持续直至分娩后第 6 周。在妊娠晚期，随着高凝状态的进行性加重，抗凝血酶消耗加剧。在重度子痫前期患者中，由于存在广泛的血管内皮损伤，抗凝血酶的合成能力存在进一步下降的趋势；另一方面，患者由于有持续的肾脏损害，大分子量白蛋白从受损的肾

小球基底膜漏掉的同时，分子量较小的抗凝血酶也从尿液中大量丢失。

77. ABCDF　患者发生 DIC 时，常用的诊断试验包括 PT 延长，APTT 延长，Fg 含量减低及 FDP、D - 二聚体阳性或是明显增高、血小板进行性减低等。

78. BF　绝大部分 vWF 是由血管内皮细胞合成，贮存于内皮细胞的 Weibel - Palade 小体中，当血管内皮损伤或功能紊乱时迅速释放入血。几乎所有的血管内皮细胞都表达凝血酶调节蛋白，在内皮细胞受损时，其活性显著增高。

79. DE　在正常妊娠周期中，由于凝血系统的显著活化和抗凝血系统的逐渐受抑制，孕妇血浆中 D - 二聚体和 vWF：Ag 浓度随孕周的增加进行性增高，抗凝血酶和蛋白 C 进行性减低，而重度子痫前期会加剧上述改变。另一方面，纤维蛋白原和凝血因子Ⅷ在正常孕妇的妊娠期全过程中显著增高，并持续至分娩结束后第 6 周，但由于重度子痫前期属于慢性 DIC 的过程，凝血因子因纤维蛋白微栓子的形成而显著消耗，导致其血浆中的浓度明显减低。

80. AB　患儿有血尿，全身皮肤虹膜轻度黄染，提示黄疸或溶血性贫血可能。

81. ABCD　免疫性溶血、肝细胞损伤、食用带色素的食物、气温变化等因素均可引起尿色为透明淡红色，高血压和心力衰竭不累及肾脏及泌尿系统，一般不出现尿液淡红色改变。

82. ABCD　肝细胞对血中未结合胆红素的摄取、转化和排泄发生障碍。如肝实质性疾病（各种肝炎、肝肿瘤等）引起的肝细胞性黄疸。由于肝细胞受损，对血中未结合胆红素的摄取、结合和排泄能力降低，使血中未结合胆红素增多。各种原因引起的胆汁排泄受阻，使胆小管和毛细胆管内的压力增大，肝内转化生成的结合胆红素逆流入血，造成结合胆红素升高，此时尿胆红素阳性。如胆管炎症、肿瘤、结石或先天性胆管闭锁等疾病而引起的阻塞性黄疸，由于胆管阻塞，胆素原肠肝循环减少，尿胆素原降低。输血不当、药物或某些疾病（如恶性疟疾、变态反应等）引起的溶血性黄疸，红细胞大量破坏，胆红素生成加速，超过了肝的处理能力，产生高未结合胆红素血症。新生儿母婴血型不合也可引起黄疸。

83. ABCDE　心肌酶主要用于心脏疾病检查，不用于区分不同类型黄疸。

84. A　根据血、尿常规和肝功能检查结果，该患儿溶血性黄疸的可能性大，同时伴贫血和脾大，高度怀疑溶血性贫血（hemolytic anemia，HA）的诊断。根据患儿血常规、胆红素、Ret、骨髓象以及溶血的相关实验室检查，可以确定为溶血性贫血。

85. ABCDE　常见的感染性疾病病原体包括病毒、细菌、寄生虫、真菌、支原体、衣原体和螺旋体等。

86. ACEF　常用的检测病原体的方法包括微生物学、免疫学、分子生物学和血液学方法，这些方法各有优缺点。

87. ACEF　常用的检测病原体的分子生物学技术包括核酸扩增技术、核酸杂交技术、核酸序列分析技术和基因芯片技术等。

88. DF　患者双下肢水肿，ASO 阳性，尿中大量 RBC，提示肾小球肾炎。患者血糖正常，关节与皮肤未见异常，无遗传史，无高血压病史，与糖尿病肾病、狼疮肾炎、遗传性肾病、原发性高血压肾损伤均不符。

89. ABCE　患者双下肢水肿，ASO 阳性，尿中大量 RBC，提示肾小球肾炎。需进一步做血常规、尿微量蛋白、免疫球蛋白与补体、肾功能等明确诊断。

90. ACDEFG 非均一性血尿见于原发性肾小球疾病，如急慢性肾小球肾炎、肾盂肾炎、肾病综合征、IgA 肾病等，以及继发性肾小球疾病，如紫癜性肾炎、狼疮肾炎、糖尿病肾病、肾淀粉样变等。

91. CE （1）试带法快速、简便、易于标准化，适于健康普查或临床筛检；（2）加热乙酸法：为传统的经典方法，特异性强、干扰因素少，能同时检出清蛋白及球蛋白尿，但敏感度较低，一般在 0.15g/L 左右。本法能使含造影剂尿液变清，可用于鉴别试验；（3）磺基水杨酸法：又称磺柳酸法。操作简便、反应灵敏、结果显示快，与清蛋白、球蛋白、糖蛋白和本周蛋白等均能发生反应；敏感度达 0.05g/L，因而有一定的假阳性。被 NCCLS 作为干化学法检查尿蛋白的参考方法，并推荐为检查尿蛋白的确证试验。尿蛋白定量检测则更能准确地反映受检者的尿液每天排出蛋白质的量，24 小时尿蛋白定量则是判断病情变化的金指标，因此可通过收集患者 24 小时尿液进行尿蛋白定量检测，24 小时尿蛋白定量比随机尿受干扰因素影响少。

92. D 肾小球肾炎由于肾小球滤过屏障受损，长期大量的蛋白质从尿中丢失，导致低蛋白血症；血浆胶体渗透压下降，水分从血管腔内进入组织间隙，导致水肿；以蛋白尿、血尿、高血压和水肿为基本临床表现，部分由急性肾炎发展所致；病程中有链球菌感染，为诱发肾炎急性发作的证据，血清 ASO 高于参考区间 10 倍以上有链球菌感染。

93. B 急性肾小球肾炎诊断依据包括：①起病前 1~3 周有咽部感染或皮肤感染史；②短期内发生血尿、蛋白尿、水肿、少尿或高血压，严重时呈肺淤血或肺水肿；③尿检有红细胞、蛋白和管型；④血清 C3

降低，伴或不伴 ASO 升高；⑤尿中 FDP 含量增高等。但个别患者以急性充血性心力衰竭或高血压脑病起病，或只有轻微水肿及高血压，或无尿常规改变。临床诊断困难者，应及时做肾脏活检确诊。

94. ABDF 正常尿液中含酶量极少，当肾脏疾病、泌尿道疾病时不同分子量的酶蛋白滤过肾小球或从肾小管、泌尿道上皮细胞分泌。目前对尿液中了解较多的酶有 40 余种，如 N－乙酰－β－D－氨基葡萄糖苷酶（NAG）、尿 NAG 测定时，标本中不能混入精液和红细胞，并同时测定尿肌酐。NAG 可以早于血 Cr 来评价肾损伤，通过与尿 Cr 比值，可以避免因尿液稀释导致的结果偏差，严重感染后尿 NAG/Cr 的排出量多少，可以反映肾小管的损害程度。所以血尿不能检测尿 NAG，NAG 测定和肌酐浓度没有关系。近端小管损伤还可用 N－乙酰－β－D－氨基葡萄糖苷酶（NAG）作为灵敏标志物，髓袢和远端小管损伤以 Tamm－Horsfall 蛋白为标志物。

95. ACE 胶乳凝集试验（LAT）是一种间接凝集试验，使用的载体颗粒为聚苯乙烯胶乳颗粒，抗原（或抗体）致敏的胶乳颗粒直接与待测标本中的抗体（或抗原）发生凝集反应。所以乳胶颗粒凝集试验检测尿纤维蛋白降解产物的优点为检测快速、特异性高、结果容易判断。

96. ABDF 微量白蛋白尿是指尿液中白蛋白超过正常水平（30mg/24h）。用于早期肾损害诊断，特别是当尿白蛋白排泄率持续超过 20ug/min 时，常作为糖尿病、系统性红斑狼疮等全身性疾病的早期肾损害的敏感指标。而且大多数肾小球疾病、狼疮肾炎、肾小管间质疾病、妊娠子痫前期、自身免疫性疾病、多发性骨髓瘤的肾功能衰竭、充血性心力衰竭、肝癌、肝硬化、高血压、肥胖、高脂血症、吸烟、剧烈运动与饮酒等也可出现微量清蛋白尿。

97. CDEF 肌红蛋白是横纹肌和心肌细胞内的一种含亚铁血红素的蛋白质，当肌肉损伤时，肌红蛋白释放进入血液，因其分子量小易从肾小球滤过，形成肌红蛋白尿。常见于：①阵发性肌红蛋白尿；②创伤，如挤压综合征、子弹伤、大面积烧伤、电击伤、大手术创伤等；③组织局部缺血，如心肌梗死早期、动脉血管阻塞缺血；④代谢性肌红蛋白尿，如酒精中毒、砷化氢或一氧化碳中毒、巴比妥中毒、肌糖原累积症等；⑤原发性（遗传性）肌疾病：如皮肌炎、多发性肌炎、肌肉营养不良等；⑥过度剧烈运动或长期行军，尿中排出 Mb，即行军性 Mb 尿。

98. AD 原尿中有白蛋白、Tamm - Horsfall 蛋白（T - H 蛋白），这是构成管型的基质和首要条件，其中 T - H 蛋白最易形成管型的核心。

99. BCD 尿液微量白蛋白的检测方法有放射免疫法、酶联免疫吸附法、免疫比浊法。磺基水杨酸法、加热乙酸法、试带法一般不能检出尿中微量清蛋白，不可因其阴性而认定微量清蛋白阴性，必须采用专用方法进行测定。

100. BD 尿液血红蛋白检测前质量管理：①尿标本必须新鲜，不被污染和应用任何防腐剂；②如果怀疑尿中有过氧化物酶或其他易热性触酶，可将其加热煮沸 2min 破坏；③试带法或单抗胶体金试纸在未使用前应处于密封防潮避光容器中保存，并在有效期内使用；④氧合 Mb 放置过久可被还原，应用硫酸铵 Mb 溶解试验时可被沉淀而引起假阴性，因此必须使用新鲜尿液；⑤如尿中含有过量 Hb，抗原过剩出现后带现象会造成单抗胶体金法假阴性，此时应将标本进行 50~100 倍稀释，重新试验。

全真模拟试卷（二）答案解析

一、单选题

1. D 主要组织相容性抗原系统不仅仅在临床上与器官移植的排异反应有关，更重要的常规功能是参与介导有抗原呈递细胞存在的特异性免疫应答，能引起强烈而迅速的排斥反应。

2. C 核质为细菌的染色体，质粒是除染色体以外的遗传物质。

3. D 沉淀反应分两个阶段，第一个阶段为抗原、抗体特异性结合反应，在几秒至几十秒内可以完成，出现可溶性小复合物，十分迅速，但不可见；第二阶段则形成大的可见的免疫复合物，约几十分钟至数小时完成。如通常可见的沉淀线、沉淀环。

4. C HIV 的受体分子是 CD4。

5. D 多发性骨髓瘤多有低白蛋白血症。

6. C 直接 Coombs 试验是检测致敏血细胞的一种方法，用于检查红细胞是否已被不完全抗体致敏，如新生儿溶血症等。间接 Coombs 试验主要用于检测血清中的不完全抗体。

7. C 中度左移指白细胞总数及中性粒细胞百分数均增高，杆状核粒细胞 > 10%并有少数晚幼粒细胞和中毒性改变，表示有严重感染。

8. B Ⅱ型超敏反应抗体结合通过 4 种途径杀伤靶细胞，但不包括细胞凋亡。

9. E 临床检查中常用的免疫妊娠试验是一种间接凝集抑制试验。其实验方法原理为使用可溶性抗原与相应抗体先混合，充分作用后再加入有关的免疫微球，若抗体已被可溶性抗原结合，不再出现免疫微球的被动凝集现象，若抗原未被可溶性抗体结合则会出现免疫微球凝集现象。

10. E 妇女妊娠期时，血容量增加、血液稀释，空腹血糖浓度会降低，随着妊娠的进展，血液稀释会导致胰岛素相对不足，空腹血糖浓度增加。

11. A 细胞内胆固醇酯与血浆中胆固醇酯的合成途径不同：①在各组织细胞的内质网中存在脂酰 CoA 胆固醇脂酰转移酶（ACAT），其催化胆固醇酯化生成胆固醇酯；②在血浆中卵磷脂胆固醇脂酰转移酶（LCAT）的催化下，卵磷脂的 2 位脂酰基转移至胆固醇 3 位羟基生成溶血卵磷脂及胆固醇酯。LCAT 由肝实质细胞合成，分泌入血，在血浆中发挥作用。

12. C 氨基酸脱羧酶试验对照管应呈黄色，测定管呈紫色（指示剂为溴甲酚紫）为阳性。

13. D 杀灭芽孢最可靠的方法是高压蒸汽灭菌。当进行消毒灭菌时往往以芽孢是否被杀死作为判断灭菌效果的指标。

14. D 缺铁性贫血患者为小细胞低色素性贫血，RDW 升高。β-珠蛋白生成障碍性贫血多呈小细胞低色素性贫血，但RDW 基本正常。

15. D 链球菌感染后疾病主要是病原菌引起的变态反应性疾病，有风湿热和急性肾小球肾炎。

16. B 从细菌中分离质粒 DNA 的方法都包括 3 个基本步骤：培养细菌使质粒扩增；收集和裂解细胞；分离和纯化质粒DNA。把一个有用的目的 DNA 片段通过重组 DNA 技术，送进受体细胞中去进行繁殖和表达的工具叫载体。细菌质粒是重组 DNA 技术中常用的载体。溶液 I 含有有 50 mmol/L 蔗糖。蔗糖的目的是保护 DNA，防止断裂。

17. C 病毒性脑膜炎：脑脊液外观清晰或微浑，蛋白质升高，葡萄糖和氯化物正常，细胞增多，以淋巴细胞为主。

18. A 均一性红细胞血尿以红细胞增多为主，而尿蛋白不增多或增多不明显；非均一性红细胞血尿常伴有尿蛋白增多和颗粒管型、红细胞管型、肾小管上皮细胞等，常见于急性或慢性肾小球肾炎、慢性肾盂肾炎、狼疮肾炎、肾病综合征等。

19. D H_2O_2 污染、强氧化性清洁剂、过氧化物酶均可导致尿液干化学检测中的尿糖结果出现假阳性。血糖结果超过肾糖阈，可导致尿糖阳性。服用大量维生素 C 可导致尿液干化学检测中的尿糖结果出现假阴性，而不是假阳性。

20. C 造血干/祖细胞是血液系统中的成体干细胞，是一个异质性的群体，具有长期自我更新的能力和分化成各类成熟血细胞的潜能，在流式细胞仪对细胞进行鉴定的过程中，CD34 可作为其鉴定的主要标志。

21. E t（8；21）（q22；q22）易位是 M_{2b} 白血病的一种常见非随机染色体重排，其检出率为 90%。t（8；21）染色体易位导致 AML1/ETO 基因改变可作为本病的基因诊断的标志。

22. C 12 小时尿是从晚上 8 时开始到次晨 8 时终止的 12 小时内全部尿液。12 小时尿用于尿液有形成分计数（如 Addis 计数）、微量白蛋白和球蛋白排泄率测定。

23. B 蜘蛛痣是一种红色的血管病变。中央突起，向四周伸出许多像蜘蛛腿样的毛细血管。多发的蜘蛛痣是肝硬化的一个标志，常是肝硬化的晚期体征。本题患者确诊慢性肝病 10 年，查体可见蜘蛛痣，考虑肝硬化晚期，肝实质损害使凝血因子 Ⅱ、Ⅴ、Ⅹ、Ⅶ 合成障碍，导致 PT 延长。

24. B 重症联合免疫缺陷，简称 SCID，是一类免疫缺陷病，较为罕见。主要表现为体液免疫和细胞免疫缺陷，属于联合免疫缺陷病中最严重的类型，也是危及生命的综合征。包括 X - 性连锁重症联合免疫缺陷病（X - linked SCID，X - SCID）、腺苷脱氨酶缺乏症、MHC Ⅰ 类分子缺陷、MHC Ⅱ 类分子缺陷。

25. B CA12 - 5 是上皮性卵巢癌和子宫内膜癌的首选标志物。用于卵巢癌的早期诊断、疗效观察、预后判断、复发及转移监测。

二、多选题

26. DE 肝素可引起白细胞聚集，草酸盐抗凝剂可使血小板聚集、影响白细胞形态，不适于血小板计数、白细胞分类计数。

27. DE 一级标准品为次级标准品定值，是校正决定性方法，评价及校正参考方法。

28. ABCD 补体活化途径也称作补体系统。补体活化途径大致可分为两种途径。一是经典途径，抗原抗体复合物激活 C1 和 C4、C2，形成 C3 转化酶，然后是 C5、C6、C7、C8、C9 的激活，最后导致靶细胞溶解。二是 C3 旁路途径，是细菌的内毒素和其他有关因子，直接激活 C3，再是 C5、C6、C7、C8、C9 的激活，最后导致靶细胞溶解。

29. ACD 血浆（清）IGFBP - 3 不是 GH 功能紊乱的首选检查目标，IGF - 1 是 GH 功能紊乱的首选检查目标；随机 GH 水平检测无意义，1 天不同时间点检测具诊断价值。

30. ABC 血块收缩试验、血小板黏附试验、血小板聚集试验为血小板筛选实验。凝血时间测定、复钙时间测定与凝血因子有关。

31. ABD 妊娠期妇女 IgG 水平降低，凝血因子 Ⅱ、Ⅴ、Ⅶ、Ⅸ、Ⅹ 均增加，Ⅲ因子减少。

32. ABCE 巨细胞病毒引起以生殖泌尿系统，中枢神经系统和肝脏疾病为主的各系统感染。

33. ABCD 消耗品不必记录其使用日期。

34. ABCDE 速率散射比浊分析是一种动力学测定方法，在一定条件下，抗原和相应的抗体很快结合成抗原抗体免疫复合物颗粒，速率散射比浊法就是在一定时间内抗原抗体结合过程中，测定二者结合的最大反应速度，即反应达顶峰的峰值。所谓速率是抗原抗体结合反应过程中，在单位时间内两者结合的速度。速率法是测定最大反应速率，即在抗原抗体反应达最高峰时，通常为数十秒钟，测定其复合物形成的量。峰值的高低在抗体过量情况下与抗原的量成正比。峰值出现的时间与抗体的浓度及其亲和力直接相关。不同抗原含量其速率峰值不同，通过微电脑处理，求出抗原含量。方法学评价有测定抗原抗体反应是第一阶段、可快速测定、灵敏度高、测定速率散射信号、理论上不受本底散射信号干扰较等的特点。

35. ABCE 急性白血病是最常见的血液系统肿瘤，严重危害人类的生命健康。其实验诊断以显微镜下的细胞形态学检查为基础，结合免疫学、细胞遗传学和分子诊断学等技术进行分型、分期，以至观察疗效和判断预后。

36. ACE 肠激酶、胰蛋白酶与组织液可对胰蛋白酶原激活。

37. ACDE 孵育箱的使用温度范围为 15～45℃，恒温精度达 ±0.5℃。

38. ABCDE 骨源性碱性磷酸酶即为 NBAP，骨源性碱性磷酸酶（NBAP）是成骨细胞的表型标志物之一，它可直接反映成骨细胞的活性或功能状况，是近年来主要用于小儿佝偻病早期诊断和亚临床鉴别的特异性参考指标，也是目前用于评价人体骨矿化障碍的最佳指标。可用热失活法、免疫法、电泳法、色谱法、麦胚凝集素法等方法测定。

39. ABD 一种性状或遗传病有关的基因位于 X 染色体上，这些基因的性质是隐性的，并随着 X 染色体的行为而传递，其遗传方式称为 X 连锁隐性遗传。以隐性方式遗传时，由于女性有两条 X 染色体，当隐性致病基因在杂合状态（XAXa）时，隐性基因控制的性状或遗传病不显示出来，这样的女性是表型正常的致病基因携带者。只有当两条 X 染色体上等位基因都是隐性致病基因纯合子（XaXa）时才表现出来。在男性细胞中，只有一条 X 染色体，Y 染色体上缺少同源节段，所以只要 X 染色体上有一个隐性致病基因（XaY）就发病。这样，男性的细胞中只有成对的等位基因中的一个基因，故称为半合子。常见病症：红绿色盲，遗传性葡萄糖 - 6 - 磷酸脱氢酶缺乏症。

40. ABCDE 实验室诊断学：约90% 类风湿关节炎（RA）患者的 RF 呈阳性。IgA - RF 与骨质破坏有关，早期 IgA - RF 升高常提示病情严重，预后不良；IgE - RF 升高时，已属病情晚期。某些自身免疫病，如冷球蛋白血症、进行性全身性硬化症、干燥综合征、SLE 等患者都有较高的阳性率；一些其他疾病如血管炎、肝病、慢性感染也可出现 RF。

41. ABDE （1）支气管激发试验阳性结果的判定标准如下：①明显自觉症状，如胸部紧迫感和喘息等；②肺部闻及哮鸣音；③FEV1 下降20%以上。（2）结膜激发试验：试验侧结膜充血、水肿、分泌增加、痒感，甚至出现眼睑红肿等现象者为阳性反应。该试验主要用于眼部变态反应病的过敏原检查。注意抗原液中任何刺激性物质均可导致假阳性；出现较重反应者应立即用生理盐水冲洗。（3）鼻黏膜激发试验：可经抗原吸入法（粉剂）或滴入法（液体）进行，接触抗原 15～20min 后出现黏膜水肿和苍白，病人出现鼻痒、流涕、喷嚏等症状可即判为阳性反应。主要用于诊断花粉病和变应性鼻炎。（4）口腔激发试验：将变应原直接与口腔黏膜接触，阳性反应为口腔黏膜肿胀和充血。主要用于食物、药物或其他变应原的检查。（5）现场激发试验。

42. ABC 患者粪便中同时出现红细胞、白细胞及巨噬细胞，提示患者有下消化道出血，同时具有炎症反应，常见于溃疡性结肠炎或急性出血性肠炎，并且患者巨噬细胞增多，此细胞增多常见于急性细菌性痢疾。

43. AB 阴道分泌物又称白带，由阴道黏膜、宫颈腺体、前庭大腺及子宫内膜分泌物混合而成。由于雌激素的作用，阴道上皮细胞的层次增多，其糖原被乳酸杆菌利用而产生大量的乳酸，使 pH 保持在 4～4.5 之间而呈酸性，可以抑制其他病原体生长，这种情况称为阴道的自净作用，炎症时平衡破坏，pH 升高。正常为白色稀糊状、无气味，量多少不等。泡沫状脓性白带常见于滴虫性阴道炎。Ⅰ度、Ⅱ度为正常阴道清洁度。

44. ABD 标本储存活性稳定的凝血因子有：Ⅰ、Ⅱ、Ⅶ、Ⅹ、Ⅻ、ⅩⅢ、PK、HMWK。

45. CDE 系统误差是指在重复性条件下，对同一被测量进行无限多次测量所得结果的平均值与被测量的真值之差。它是测量结果中期望不为零的误差分量。而 1_{3s} 指 1 个质控测定结果超过 X ＋3s 或 X － 3s 控制限，由于超过 ±3s 是小概率事件，因此常用作失控规则，此规则对随机误差敏感。R_{4s} 指该规则是指同一分析批中两水平的质控测定结果，其中一个结果超过 X ＋2s，另一个结果超过 X － 2s，常用作失控规则，此规则主要对随机误差敏感。

三、共用题干单选题

46. C 金黄色葡萄球菌常引起疖、痈、外科伤口、创伤的局部化脓性感染，播散入血后可引起深部组织的化脓性感染。其产生的肠毒素可引起食物中毒，表现为急性胃肠炎。

47. A 血浆凝固酶是金黄色葡萄球菌所产生的一种与其致病力有关的侵袭酶，该试验可作为鉴定金黄色葡萄球菌的一个重要指标。

48. A 细胞呈桑葚状排列，胞质丰富，胞质内出现黏液空泡，是分化较好的腺癌的特征。

49. C 引起胸腔积液最常见的恶性肿瘤是肺癌，以周围型腺癌为多见。胃癌引起腹水较多见，恶性间皮瘤、胰腺癌发病率相对较低。

50. B 细胞边界清楚，染色质分布于核的一侧，病理性核分裂象多见，多核瘤细胞多见，是恶性间皮瘤的特征。

51. E 癌细胞体积小，胞质少，呈裸核样，核染色深呈墨水滴样，是小细胞未分化癌的特征性表现。

52. E 雌激素高度影响会导致白细胞的缺失。

53. D 排卵期是所有时期中雌激素最高的阶段。

54. C 肾功能不全，则使身体在排泄代谢废物和调节水、电解质、酸碱平衡等方面出现紊乱，所以血清中 hCG 值可能超过正常值 10 倍是有可能存在的。

55. E ACTH 即促肾上腺皮质激素（adreno – cortico – tropic – hormone）是维持肾上腺正常形态和功能的重要激素。它的合成和分泌是垂体前叶在下丘脑促皮质素释放激素（CRH）的作用下，在腺垂体嗜碱性细胞内进行的。ACTH 异常升高可见于小细胞性肺癌、原发性肾上腺皮质功能减退、乳腺、胃、结肠癌等肿瘤、休克、低血糖、手术及创伤等疾病。

56. C ①降钙素水平增高：对起源于滤泡旁细胞的甲状腺髓样癌的诊断、判断手术疗效和观察术后复发等有重要意义。见于恶性肿瘤，如燕麦细胞癌、肺癌、胰腺癌、子宫癌、前列腺癌等。可见于某些异位内分泌综合征、严重骨病、肾脏疾病、嗜铬细胞瘤等；②降钙素水平减低：骨质疏松妇女、甲状腺手术切除、重度甲状腺功能亢进等。

57. A VMA 增高：见于嗜铬细胞瘤、交感神经母细胞瘤、原发性高血压和甲状腺功能减退等。VMA 减低：见于甲状腺功能亢进、原发性慢性肾上腺皮质功能减退等。

58. D 良性或恶性垂体肿瘤是催乳素增高的最常见病理情况；异位分泌可见于肺、泌尿系的燕麦细胞瘤。催乳素分泌瘤可见血清 PRL 明显升高，往往可达 200ng/ml 以上。其他恶性肿瘤如肺和泌尿系燕麦细胞瘤，乳腺癌也可见血清 PRL 升高。非恶性疾病青春期下丘脑综合征、垂体增生等情况也可见血清 PRL 升高。

59. A 中子活化法简称活化法（activa - tionmethod），利用中子照射某些元素，产生核反应，使这些元素转变为放射性核素的过程。研究活化产生的核素的放射性特点，如半衰期、射线的种类和能量等，来确定试样中某些元素含量的方法，是镁测定的决定性方法。

60. C 原子吸收分光光度法的测量对象是呈原子状态的金属元素和部分非金属元素，是由待测元素灯发出的特征谱线通过供试品经原子化产生的原子蒸气时，被蒸气中待测元素的基态原子所吸收，通过测定辐射光强度减弱的程度，求出供试品中待测元素的含量，是镁测定的参考方法。

61. D 离子选择电极法的特点是：①测定的是溶液中特定离子的活度而不是总浓度；②使用简便迅速，应用范围广，尤其适用于对碱金属、硝酸根离子等的测定；③不受试液颜色、浊度等的影响，特别适于水质连续自动监测和现场分析。

62. D TRH 可迅速刺激腺垂体合成和释放储存的 TSH，因此分别测定静脉注射 $200\sim400\mu g$（儿童按 $4\sim7\mu g/kg$）TRH 前及注射后 0.5h（必要时可加测 1h 及 1.5h）的血清 TSH 水平，可反映垂体 TSH 合成及储备能力。TRH 兴奋试验较其他动态功能试验安全、简便，影响因素少，在甲状腺功能紊乱，特别是病变部位和诊断上有较大价值。

63. B 甲状腺激素血清浓度测定是甲状腺功能紊乱的主要检测项目。包括 TF_3、TF_4、FT_3、FT_4。FT_3、FT_4 能真实反映甲状腺功能的状态，且不受 TBG 的影响，其敏感性和特异性明显高于 TF_3、TF_4。现临床上多采用免疫法直接测定 FT_3、FT_4，参考方法为平衡透析法。血清 TF_3、TF_4、FT_4、FT_3 测定，对甲状腺功能紊乱的类型、病情评估、疗效监测上，均有重要价值，特别是和 TSH 检测联合应用，对绝大部分甲状腺功能紊乱的类型、病变部位均可做出诊断。

64. D TRH 与 LHRH 兴奋试验，观察试验前后血清 TSH、LH、FSH 的变化，若病变在垂体，则对 TRH 或 LHRH 无反应；若病变在下丘脑，则出现延迟反应。

65. C TRH 可迅速刺激腺垂体合成和释放储存的 TSH，因此分别测定静脉注射 $200 \sim 400\mu g$（儿童按 $4 \sim 7\mu g/kg$）TRH 前及注射后 0.5h（必要时可加测 1h 及 1.5h）的血清 TSH 水平，可反映垂体 TSH 合成及储备能力。垂体腺瘤 TRH 兴奋试验常为阳性。

四、案例分析题

66. A 常用采血部位有耳垂、手指、足底、肘静脉等，不同部位的血液成分有一定差异，一般而言，末梢血尽量采自中指或环指，特殊情况下（如新生儿等）可采自足跟。。

67. ABCDF 真空采血法又称为负压采血法，目前有套筒式和头皮静脉式两种，主要原理是将有胶塞头盖的采血管抽成不同的真空度，利用针头、针筒和试管组合成全封闭的真空采血系统，实现自动定量采血。真空采血系统由持针器、双向采血针、采血管构成，可进行一次进针，多管采血。真空采血法不易发生感染。

68. ABCDF 螯合物不可溶。

69. ACDEF EDTA 盐都会影响血小板聚集。

70. ABDEF 草酸钠通常用 $0.1mol/L$。草酸根与血液 Ca^{2+} 形成草酸钙沉淀。草酸钠对凝血因子 V 的保护作用差，影响凝血酶原时间测定，而且草酸钠与钙结合形成的沉淀物，影响自动凝血仪检测结果，因此，草酸钠不适用于凝血检查。单用草酸钠作抗凝剂，影响血细胞形态，所以不适用于血细胞计数。枸橼酸钠与血液按 $1:9$ 或 $1:4$，而不是草酸钠。

71. ACDEF 草酸钠、草酸钾、枸橼酸钠、EDTA – K_2、EDTA – Na_2 易与钙离子结合，肝素不与钙离子结合。

72. E 枸橼酸盐为凝血因子检查的抗凝剂，其他抗凝剂会消耗凝血因子。

73. ABDEF 血液标本应及时送检，不能及时检验者必须经适当处理后方可保存，否则将影响检验结果，可室温保存，切勿冷藏。新鲜冰冻血浆应在采血后 $6 \sim 8h$ 内速冻成块，然后放置于 $-30℃$ 冰箱保存，它几乎含有全部的凝血因子，包括不稳定因子 V 和 Ⅷ。样本保存不当会直接影响实验结果。

74. ABCF 血常规、便常规为常规检查，粪培养有利于确定致病菌，肥达试验有利于伤寒的诊断或排除。

75. ABCDE 霍乱弧菌所致为无腹痛性腹泻，其他都须考虑。

76. ABCEF 志贺菌无鞭毛，无动力，不发酵乳糖。

77. A 志贺菌主要产生内毒素，作用于肠黏膜，使其通透性增高，促进内毒素吸收，形成内毒素血症，引起高热，意识障碍，甚至中毒性休克，也可直接破坏肠黏膜形成炎症、溃疡、出血，呈现典型脓血黏液便。

78. ABDE 志贺菌有菌毛，能黏附于回肠末端和结肠黏膜的上皮细胞，继而穿入上皮细胞内生长繁殖，一般在黏膜固有层内繁殖形成感染灶，引起炎症反应，细菌侵入血流罕见，极少引起菌血症和败血症。志贺菌属致病物质主要是侵袭力和内毒素，有的毒株还可产生外毒素，外毒素具有肠毒素性、细胞毒性和神经毒性，易引起水样腹泻及神经系统症状。

79. BCE 果酱样大便主要见于痢疾，阿米巴痢疾以多量腥臭、暗红色果酱样大便为特征。阿米巴痢疾是由阿米巴原虫引起的，患者亦会排出脓血黏液样大便，果酱便说明肠道有出血，可能是寄生虫，也可能是肠道狭窄。食用了大量巧克力也可造成果酱样粪便。其次肠套叠也可见果酱样大便。

80. CD 吞噬细胞多量和夏科－莱登结晶少许，可排除进食过多巧克力。

81. ABC 阿米巴滋养体标本量应≤30g，最好于早晨送检，采集完标本后应立即送检。寒冷季节时标本送检需保温。

82. B pH 为 5，白带恶臭为细菌性阴道病的特点。

83. ABCD 细菌性阴道病的临床诊断标准包括 pH >4.5、分泌物稀薄均匀、胺试验阳性、线索细胞阳性，线索细胞是诊断细菌性阴道病的重要指标之一，凡有线索细胞阳性再加上述其他 2 条诊断成立。

84. D 加德纳菌为细菌性阴道病最常见的致病菌。

85. CE 细菌性阴道病的治疗应口服甲硝唑和阴道内放置甲硝唑片。

86. D 分子诊断技术在感染性疾病的检测中具有许多传统方法无可比拟的优势，可以避免血清学检测的"窗口期"，具有快速、特异、灵敏度高等优点。

87. A HBV 是引起乙型病毒肝炎的主要病原体之一，是一种可感染人体且具有独立复制能力的双链 DNA 病毒。

88. ABCDE HBV DNA 检测可以用荧光定量 PCR、支链 DNA 技术、核酸杂交、杂交捕获系统和基因芯片技术等，其中 PCR 技术应用较为普遍。单链构象多态性可检测碱基之间的多态性改变。

89. C 目前临床上应用的 HBV 耐药性检测主要是针对 HBV DNA 聚合酶 P 基因的检测，另外，由于 HBV 前 C 区启动子变异的患者对一些药物的敏感性下降，因此检测 HBV DNA 前 C 区基因突变，确认前 C 区基因启动子是否产生变异，也有利

于指导临床用药。

90. ABDEF HBV 的核酸分子诊断临床意义：①HBV 感染的早期诊断，采用 PCR 技术可直接检测到 1fg 的 HBV DNA，甚至 1 个病毒颗粒，可进行 HBV DNA 感染的早期诊断；②根据 HBV DNA 定量检测结果监测治疗效果，判断病情，指导制定合理的治疗方案；③根据耐药性和基因分型检测结果指导临床用药，监测病情和进行分子流行病学调查。

91. E 分子诊断技术的应用可兼顾题干要求，是结核感染诊断的一个质的飞越；其他方法存在检测时间长或阳性率低或特异性低等缺陷。

92. B 利福平是抗结核治疗的关键药物，对该药产生耐药性的分子基础是 RNA 聚合酶的改变，突变主要集中于 rpoB 基因的 81bp 区域。

93. ABCEF 结核菌素试验并非分子诊断手段。

94. ACD TB 的 DNA 检测技术克服了 TB 培养时间长、痰涂片检查阳性率低，提高了临床检测的阳性率和准确率，能快速、早期诊断 TB 感染；能区分 TB 与其他分枝杆菌；可进行 TB 感染的分子流行病学调查、疫情监控和抗结核治疗的疗效评价；通过菌株耐药性检测有利于临床制订相应的治疗方案；它的准确率也很高，且比培养法耗时少。

95. BCFG 根据患者症状、体征及实验室血象检查，可初步考虑为急性淋巴细胞白血病，但仍需与以下疾病进行鉴别：①骨髓增生异常综合征（MDS）：可有贫血，出血，外周血可表现为全血细胞的减少，但一般缓慢起病，骨髓中原幼细胞不超过20%；②再生障碍性贫血：急性型可呈急性起病，表现为贫血，出血，但外周血无幼稚细胞；③急性淋巴细胞白血病与

传染性单核细胞增多症的临床表现及血象有很大的相似性。传染性单核细胞增多症：可有肝脾大、周围血液白细胞显著增多 [WBC（10～30）×10^9/L]，以淋巴细胞增多为主。但无贫血体征，骨髓象无特征性改变。

96. ABCDEFG　诊断急性白血病多采用 MICM（细胞形态学、免疫表型、细胞遗传学、分子生物学）等方法。

97. ABCF　POX 和 SBB（苏丹黑）染色：各阶段淋巴细胞均阴性，阳性的原始细胞 < 30%；PAS（糖原）染色：20% ～ 80%的原淋巴细胞呈阳性反应，显红色颗粒状、块状或呈环状排列，而胞质背景清晰；酸性磷酸酶染色：T 细胞阳性，B 细胞阴性；α－NBE 染色阴性；AS－D－NAE染色阴性；NAP 积分往往增高。

98. ACDEFL　随着支持治疗的加强、多药物联合方案的应用、大剂量化疗和 HSCT 的推广，成人 ALL 的预后已有很大改善，CR 率可达到 80% ～ 90%。长春新碱（VCR）和泼尼松（P）组成的 VP 方案是急性淋巴细胞白血病诱导缓解的基本方案。VP 加蒽环类药物（如柔红霉素）可提高至 70%，再加天冬酰胺酶可提高患者 DFS，是大多数 ALL 采用的诱导方案。该患者 Hb 50g/L，必要时成分性输血，纠正贫血。其次均衡饮食，多饮水，降低感染风险，提高免疫力。

99. ABCDEFG　异基因 HSCT 可使 40% ～65% 的患者长期存活。主要适应证为：① 复发难治 ALL；② CR2 期 ALL；③CR1 期高危 ALL：如染色体为 t（9；22）、t（4；11）、＋8；WBC ＞30×10^9/L 的前 B－ALL 和 ＞100×10^9/L 的 T－ALL；或 CR 时间大于 4～6 周，CR 后 MRD 偏高，在巩固维持期持续存在或仍不断增加。

100. CEFGH　ALL 预后好：超二倍体 ＞50，cryptict（12；21）（p12；q22）；中等：超二倍体 47～50，正常二倍体，del（6q）。

全真模拟试卷（三）答案解析

1. B 甲状腺功能亢进为引起呼吸性碱中毒的因素。

2. D 草酸与钙形成不溶的草酸钙沉淀影响钙的吸收，而其他均不影响钙的吸收。

3. B 有荚膜的肺炎链球菌为光滑型菌落，毒力强，失去荚膜后变为粗糙型，致病力也大大降低。

4. D HbsAg 阴性的血清中 HbeAg 也是阴性的。

5. D 患者轻度发热，食欲减退，巩膜黄染，转氨酶升高，黄疸型肝炎可能性大，HAV - IgM（＋）可诊断为急性甲型黄疸型肝炎。因 HBsAg（＋）、HBc - IgG（＋），故该患者本身是乙肝病毒携带者。若是急性乙型黄疸型肝炎，则该患者 HBc - IgM（＋），而 HAV - IgM（－）。

6. C 结核分枝杆菌在体内外经青霉素、环丝氨酸或溶菌酶诱导可影响细胞壁中肽聚糖的合成，异烟肼影响分枝菌酸的合成，巨噬细胞吞噬结核分枝杆菌后溶菌酶可破坏肽聚糖，均可导致其变为 L 型。

7. D ELISA、胶乳凝集试验等可作为常规的筛选试验，多用蛋白质免疫印迹法、免疫荧光染色法检测相应抗体作为确证试验。

8. A 每个亲和素分子有四个生物素结合部位，可同时以多价形式结合生物素化的大分子衍生物和标记物。因此，BAS 具有多级放大作用，使其在应用时可极大地提高检测方法的灵敏度。

9. B 在一个稳定的、适当的反应体系中，溶血反应对补体的剂量依赖呈一特殊的 S 形曲线。如以溶血百分率为纵坐标，相应血清量为横坐标，可见轻微溶血和接近完全溶血处，对补体量的变化不敏感。S 曲线在 30% ~ 70% 之间最陡，几乎呈直线，补体量的少许变动也会造成溶血程度的较大变化，即曲线此阶段对补体量的变化非常敏感，因此，实验常用 50% 溶血作为终点指标，它比 100% 溶血更为敏感。这一方法称为补体 50% 溶血实验，即 CH50。

10. C 中性粒细胞是白细胞的一种，是数量最多的白细胞，是血液中主要的吞噬细胞，其变形游走能力和吞噬活性很强，当细菌入侵人体时，中性粒细胞在炎症趋化因子的作用下，在毛细血管渗出到病变部位吞噬细菌。同时，其内含有大量的溶菌酶，能将吞入细胞内的细菌和组织碎片分解，从而避免感染在体内扩散。

11. C 等电聚焦电泳利用特殊的一种缓冲液（两性电解质）在凝胶（常用聚丙烯酰胺凝胶）内制造一个 pH 梯度，电泳时每种蛋白质将迁移到等于其等电点（pI）的 pH 处（此时此蛋白质不再带有净的正或负电荷），形成一个很窄的区带。在电泳中，具有 pH 梯度的介质其分布是从阳极到阴极，pH 逐渐增大。

12. C 生物芯片相对其他测序价格昂贵。

13. E 肝是维生素 A、维生素 E、维生素 K、维生素 B_{12} 的主要储存场所。维生素 D 几乎不储存。

14. C 艾滋病病毒（HIV）的基因组是

两条相同的单正链 RNA（+ssRNA）。

15. A 炭疽杆菌菌体粗大，两端平截或凹陷，是致病菌中最大的细菌。排列似竹节状，无鞭毛，无动力，革兰染色阳性，本菌在氧气充足，温度适宜（25℃ ~ 30℃）的条件下易形成芽孢。

16. E 普通感冒的最常见病原是鼻病毒和冠状病毒。

17. A 多发性骨髓瘤是骨髓内单一浆细胞异常增生的一种血液系统恶性肿瘤，恶性浆细胞在骨髓内克隆性异常增殖，瘤细胞占有核细胞 10% 以上，在骨髓内呈弥漫性、灶性、斑片状分布，贫血是其最早表现，多为正细胞正色素性贫血，其他选项均不属于骨髓被异常细胞或组织浸润所致贫血。

18. D El - Tor 生物型霍乱弧菌是一群直或弯曲的革兰阴性细菌。而芽孢是指在一定条件下，芽孢杆菌属（如炭疽杆菌）及梭状芽孢杆菌属（如破伤风梭菌、气性坏疽病原菌）能在菌体内形成一个折光性很强的不易着色小体。

19. C 脂肪或酪蛋白消化不全、婴儿消化不良、婴儿腹泻可出现黄白色乳凝块或蛋花样粪便。

20. D 免疫球蛋白 lgE（是人体的一种抗体），存在于血中。是正常人血清中含量最少的免疫球蛋白，可以引起 Ⅰ 型超敏反应。lgE 有能够与肥大细胞和嗜碱性粒细胞结合的免疫功能。

21. B 肝细胞性黄疸：由于肝细胞广泛损害，处理胆红素的能力下降，结果造成间接胆红素在血中堆积，同时由于胆汁排泄受阻，致使血流中直接胆红素也增加，由于血中间接、直接胆红素均增加，尿中胆红素、尿胆原也都增加；阻塞性黄疸：胆汁排泄发生梗阻（可因肝内或肝外病变所致，常见为胆道梗阻），胆中的直接胆

红素反流入血而出现黄疸，在临床上可检测到血清中直接胆红素含量增加，尿中胆红素阳性而尿胆原却减少或消失。

22. B 急性早幼粒细胞白血病（APL）染色体及分子生物学检查显示：70% ~90% 的 APL 具有特异性的染色体易位 t（15；17），是 APL 特有的遗传性标志。t（15；17）染色体易位使 17 号染色体上的维 A 酸受体 α（RARα）基因发生断裂，与 15 号染色体上的早幼粒细胞白血病基因发生融合，形成 PML - RARα 融合基因。

23. E 巨核细胞是骨髓中的一种从造血干细胞分化而来的细胞，是正常骨髓中的一种能生成血小板的成熟细胞，前身为颗粒巨核细胞。该细胞体积巨大，成熟的巨核细胞边缘部分破裂脱落后形成血小板。其细胞表面标志为 CD41、CD61、PPO、FⅧ等。

24. E 碘化丙啶（PI）是一种有机物，化学式为 $C_{27}H_{34}I_2N_4$，可对 DNA 的细胞核染色，常用于细胞凋亡检测，它是一种溴化乙啶的类似物，在嵌入双链 DNA 后释放红色荧光，尽管 PI 不能通过活细胞膜，但却能穿过破损的细胞膜而对核染色，是 DNA 染色常用的荧光染料。

25. A PT 参考区间是成人 11 ~ 13 秒，超过正常对照值 3 秒为异常。APTT 参考区间是 25 ~ 35 秒，超过正常对照值 10 秒为异常。所以本题 PT，正常 APTT 延长，而 APTT 延长可见于 FⅧ、FⅨ 水平降低的血友病，FⅪ 缺乏症，FⅠ、FⅡ、FⅤ、FⅩ 严重缺乏，纤溶亢进引起的纤维蛋白原重度减少，凝血酶原重度减少。

二、多选题

26. ACD 正常尿液中无细胞管型，尾状上皮在肾盂、输尿管或膀胱颈部炎症时脱落。

27. ACDE 选项中除凝胶过滤无法分离 Glu 和 Lys，其他都能将他们分离。

28. ABD 革兰染色是判断细菌阴（阳）性的染色方法；墨汁染色法是观察新型隐球菌荚膜的染色方法。

29. ACE 血小板减少对凝血酶影响不大。其次，血小板减少性紫癜患者的凝血时间一般正常。

30. ABE 骨髓液抽取量应 < 0.2ml，抽出液中可见骨髓小粒和少许脂肪滴。并且在抽吸骨髓液时，患者有特殊的酸痛感。

31. ABDE 嗜碱性粒细胞和肥大细胞这两种细胞的形态和分布不同，但胞质中都含有嗜碱性颗粒。它们的功能很相似，都是引起免疫损伤（特别是 I 型变态反应）的效应细胞，能通过脱颗粒而迅速释放肝素、组胺和其他活性介质。肥大细胞和嗜碱性粒细胞受刺激后介导的免疫反应依赖于 IgE，形成免疫系统的一类极其重要的效应机制。肥大细胞和嗜碱性粒细胞表面表达 IgE 高亲和力受体，抗原一旦出现并和 IgE 分子结合，可导致 IgE 及相应的 FcεR I 的聚集，使跨膜的 FcεR I 分子出现成簇现象，由此激活多种蛋白激酶，并通过受体分子胞内段上的 ITAM 传递活化信号，使肥大细胞和嗜碱性粒细胞迅速激活，释放出许多化学介质。抗原本身的特性（如免疫原性或抗原性和免疫反应性），特别是被 T 细胞识别的表位的特性，能引起强烈 IgE 抗体应答。大多数天然抗原分子结构复杂，表面具有许多或不同的抗原决定簇，为多价抗原。有些抗原如肺炎链球菌多糖水解产物只有一个抗原决定簇，为单价抗原。IgE 抗体的重要特征为亲细胞抗体，其 CH2 和 CH3 结构域可与肥大细胞，嗜碱性粒细胞上的高亲和力 FcεR I 结合，当结合再次进入机体的抗原后可引起 I 型超敏反应。所以 IgE 与单价抗原结合不能成为肥大细胞和嗜碱性粒细胞脱颗粒的因素。

32. ABC 质控图至少包括中心线和上下控制界限。

33. ABCD 免疫应答的主要特征有特异性、多样性、记忆性、耐受性，与饱和性无关。

34. ACDE 结核分枝杆菌常用罗 - 琴培养基作为选择性固体培养基，罗 - 琴培养基内含脂质生长因子，能刺激生长，有利于长期培养细菌。培养基中的孔雀绿可抑制杂菌生长，但罗 - 琴培养基不作为鉴别培养基。

35. BCE 高脂血症 III 型又名宽 β 疾病、β - 脂蛋白不良血症。它是一个独立疾病，伴 VLDLS 分解代谢障碍，导致 LDL 前体和中间体累积。实验室检查血清浑浊，胆固醇和三酰甘油水平增高。所以 III 型高脂血症患者血脂和脂蛋白表现为 TG 升高、TC 升高、IDL 升高。

36. CD 干扰素（IFN）是一种广谱抗病毒剂，并不直接杀伤或抑制病毒，而主要是通过细胞表面受体作用使细胞产生抗病毒蛋白，从而抑制病毒的复制；不良反应：1. 流感样症状；2. 骨髓抑制症状；3. 精神神经系统症状；4. 甲状腺功能障碍症状；5. 其他脏器损伤。

37. CD 血液检查是诊断疟疾、丝虫病的基本方法。涂制血膜用的载玻片用前需经洗涤液处理，再用自来水或蒸馏水冲洗，在 95% 乙醇中浸泡，擦干或烤干后备用。①检查疟原虫：采集末梢血液制作薄血膜或厚血膜，然后进行固定与染色，常用染色剂有吉姆萨染剂和瑞氏染剂。理想的薄血膜应是一层均匀分布的血细胞，血细胞间无空隙且血膜末端呈舌状。厚血膜为多层血细胞的重叠，约等于20倍薄血膜的厚度。间日疟宜在发作后数小时采血，恶性疟在发作初期采血可见大量环状体，1周后可见配子体；②检查丝虫微丝蚴：通常采用新鲜血片、厚血膜和活微丝蚴浓集法进行检查。

38. ABDE 高密度脂蛋白为血清蛋白之一，缩写为 HDL，比较富含磷脂质，在血清中的含量约为 300mg/dl。其蛋白质部分 A−Ⅰ约为 75%，A−Ⅱ约为 20%。由于可输出胆固醇、促进胆固醇的代谢，所以作为动脉硬化预防因子而受到重视。高密度脂蛋白运载周围组织中的胆固醇，再转化为胆汁酸或直接通过胆汁从肠道排出，动脉造影证明胆固醇含量与动脉管腔狭窄程度呈显著的负相关。所以高密度脂蛋白是一种抗动脉粥样硬化的血浆脂蛋白，是冠心病的保护因子。俗称"血管清道夫"。

39. ABCDE 结核分枝杆菌为细长略带弯曲的杆菌，细菌细胞壁脂质含量较高，约占干重的 60%，特别是有大量分枝菌酸（mycolicacid）包围在肽聚糖层的外面，可影响染料的穿入。近年发现结核分枝杆菌在细胞壁外尚有一层荚膜。一般因制片时遭受破坏而不易看到。若在制备电镜标本固定前用明胶处理，可防止荚膜脱水收缩。在电镜下可看到菌体外有一层较厚的透明区，即荚膜，荚膜对结核分枝杆菌有一定的保护作用。结核分枝杆菌在体内外经青霉素、环丝氨酸或溶菌酶诱导可影响细胞壁中肽聚糖的合成，异烟肼影响分枝菌酸的合成，巨噬细胞吞噬结核分枝杆菌后溶菌酶可破坏肽聚糖，均可导致其变为 L 型，呈颗粒状或丝状。异烟肼影响分枝菌酸的合成，可变为抗酸染色阴性。这种形态多形、染色多变在肺内外结核感染标本中常能见到。临床结核性冷脓疡和痰标本中甚至还可见有非抗酸性革兰阳性颗粒，过去称为 Much 颗粒。该颗粒在体内或细胞培养中能返回为抗酸性杆菌，故亦为 L 型。

所以检测方法有：涂片镜检、结核菌培养、结核菌素试验、血清抗体检测、TB DNA 检测。

40. ACDE ①标记蛋白质氨基的活化生物素：N−羟基丁二酰亚胺酯（BNHS）；②标记蛋白质醛基的活化生物素：酰肼（BHZ）和肼化生物胞素（BCHZ）；③标记蛋白质巯基的活化生物素：3−（N−马来酰亚胺−丙酰）−生物胞素（MPB）；④标记蛋白质核酸的活化生物素：常用于标记核酸分子的活化生物素有光生物素、生物素脱氧核苷三磷酸、BNHS 和 BHZ。

41. ABCDE SLE 患者血清中可能出现的自身抗体有：①抗核小体抗体；②抗 dsDNA 抗体；③抗心磷脂抗体；④抗 SSA 抗体或抗 SSB 抗体；⑤抗组蛋白抗体。

42. ABDE 正常白带为白色稀糊状、无气味，量多少不等。大量无色透明黏性：应用雌激素药物。脓性白带：泡沫状脓性白带常见于滴虫性阴道炎。豆腐渣样白带：真菌性阴道炎。血性白带：宫颈息肉、恶性肿瘤等。黄色水样白带：组织病变坏死。灰白色奶油样白带：阴道加德纳菌感染。阿米巴性阴道炎阴道分泌物呈浆液性或黏液性，有特殊臭味，从中可找到大滋养体。当阴道黏膜形成溃疡、出血时，则分泌物可转成脓性或血性。

43. AE 根据遗传方式、临床表现和实验室检测的结果，大体上可将遗传性 vDW 分为 3 型。其中 1 型和 3 型均因 vWF 量合成减少所致，而 vWF 多聚体的基本结构正常。

44. CDE vWF 与 GⅠb 和 GⅡb/Ⅲa 结合，完成血小板的黏附，首先保证了血管受损时参与一期止血；vWF 作为 FⅧ的保护性载体，可保护 FⅧ不被破坏而顺利完成凝血过程。

45. AC 流式尿有形成分分析仪应用

流式细胞术和电阻抗分析的原理，尿液中有形成分经荧光色素（如菲啶与羧花青等）染料染色后，在鞘流液的作用下，形成单列、快速通过氩激光检测区，仪器检测荧光、散射光和电阻抗的变化。

三、共用题干单选题

46. E 临床上绝大多数病毒性心肌炎由柯萨奇病毒和埃可病毒引起。柯萨奇病毒 B 组为人体心肌炎的首位病原体。

47. D 柯萨奇病毒属于肠道病毒。

48. D 柯萨奇病毒的主要传播途径是粪 - 口途径。

49. B APTT 延长的最常见疾病为血友病。通过临床表现及检验结果可以诊断为血友病。

50. C APTT 延长的最常见疾病为血友病，此时可进一步做纠正试验，即于患者血浆中加入 1/4 量的正常新鲜血浆、硫酸钡吸附血浆或正常血清，再做 APTT，如果正常血浆和吸附血浆能纠正延长的结果而正常血清不能纠正，则为因子Ⅷ缺乏。如果吸附血浆不能纠正，其余两者都能纠正，则为因子Ⅸ缺乏。如果三者都不能纠正，则为病理性循环抗凝物质。

51. D 生物素含硫水溶性维生素。生物素广布于动物及植物组织，已从肝提取物和蛋黄中分离，是多种羧化酶辅基的成分。它与酶蛋白活性部位的某个赖氨酸残基的 ε - 氨基以酰胺键结合生成ε - N - 生物素酰 - L - 赖氨酸，亦称生物胞素。生物素是许多需 ATP 的羧化反应中羧基的载体，羧基暂时与生物素双环系统上的一个氮原子结合，如在丙酮酸羧化酶催化丙酮酸羧化成草酰乙酸的反应中。因此，若采用激光共聚焦芯片扫描仪检测信号的标记物质则会改变其本身的结构。

52. C 亲和素（Avidin, A）又称卵白蛋白或抗生物素，pI 10 ~ 10.5；在 pH 9 ~

13 缓冲液中性质均稳定，耐热并耐多种蛋白水解酶的作用。天然亲和素为碱性蛋白，由 4 个相同的亚单位构成 4 聚体；每个亲和素亚单位通过其结构中的色氨酸残基与生物素中的 Ureido 环（I 环）结合。因此，1 个亲和素分子存在 4 个与生物素分子结合位点，其结合常数（Ka）高达 1015mol/L。若采用 CCD 芯片扫描仪检测信号的标记物质，则会影响检测结果，亲和素本身也会发生反应。

53. E cy3 受激发后是肉眼可见的红光，发射波长在 600nm，因此不需要显色法来检测。

54. A 机械通气相关性肺炎是由于医院呼吸机使用不当造成的，属于医院感染；其余答案都不属于医院造成的，而是自己的生活习惯等因素造成的。

55. B 泌尿道感染最常见，占医院感染 40%，累及 5% 的入院患者，约 2/3 医院革兰阴性菌血流感染与医院泌尿道感染有关。

56. C 定植于血管内导管的微生物可致血流感染，引起的是血液等部位组织功能的损坏，主要表现在血管上，肉眼不可见。

57. D 化验检查：①尿液白细胞酯酶和（或）硝酸盐试验阳性（用 dipstick 试纸）；②脓尿（非离心尿≥10 WBC/mm³ 或 ≥3 WBC/高倍视野）；③非离心尿革兰染色见病原体；④非排泌尿（经导尿或耻骨上穿刺抽取）中至少 2 次尿培养出相同的细菌（革兰阴性菌或腐生葡萄球菌），且菌落数≥10² cfu/ml；⑤先前已使用针对泌尿道感染的有效抗菌药物治疗，尿液培养的细菌菌落数≤10⁵ cfu/ml，且只有单一的致病菌（革兰阴性杆菌或腐生葡萄球菌）。

58. D 妊娠期高血压综合征（PIH）是妊娠所特有的疾病，表现为妊娠 20 周后孕妇出现水肿、高血压和蛋白尿，严重者伴有头痛、头晕、眼花等自觉症状，甚至出现抽搐及昏迷。

59. D 妊娠期高血压综合征（PIH）是妊娠所特有的疾病，表现为妊娠 20 周后孕妇出现水肿、高血压和蛋白尿，严重者伴有头痛、头晕、眼花等自觉症状，甚至出现抽搐及昏迷。PIH 时血液黏度高，血液中纤维蛋白降解产物（FDP）增多，为正常女性的 5～30 倍；血浆抗凝血酶Ⅲ（AT－Ⅲ）明显下降；预测 PIH 较可靠的指标是血浆纤维连接蛋白，该值≥400mg/dl 时，94% 的孕妇发展为先兆子痫。

60. A 妊娠期高血压综合征时，母体血液黏度高，血液中纤维蛋白降解产物增多，血浆抗凝血酶Ⅲ明显下降，血浆纤维连接蛋白增多，尿蛋白增加。妊娠期高血压疾病最常见的并发症是胎盘早剥。

61. A 羊水 L/S 随妊娠期延长而增加，并在 34～36 周突然增加，与胎儿肺成熟度密切相关。L/S 比率 >2.0 提示肺成熟，预报肺成熟符合率达 97%～98%。

62. B 随着胎儿成长，羊水在多方面发生变化，变化中显著的是钠离子浓度和渗透压降低，而尿素、肌酐和尿酸浓度则升高。此外，胎儿肝脏可将雌二醇转化为雌四醇，因此雌四醇也增加，临床也可利用雌四醇判断胎肝成熟度。

63. E 孕 10 周时羊水量约 30ml，20 周时约 400ml，38 周时约 1000ml，此后逐渐下降，足月时约 800ml。

64. C 急性肾小球肾炎是以急性肾炎综合征为主要临床表现的一组原发性肾小球肾炎。其特点为急性起病，血尿、蛋白尿、水肿和高血压，可伴一过性氮质血症，具有自愈倾向。常见于链球菌感染后，而其他细菌、病毒及寄生虫感染亦可引起。

65. B 急性肾衰竭是指肾小球滤过率突然或持续下降，引起氮质废物体内潴留，水、电解质和酸碱平衡紊乱，所导致各系统并发症的临床综合征。肾功能下降可发生在原来无肾脏病的患者，也可发生在原本稳定的慢性肾脏病患者，突然肾功能急剧恶化。2005 年急性肾损伤网络将急性肾衰竭命名为急性肾损伤，肾功能（肾小球滤过功能）突然（48 小时以内）下降，表现为血肌酐绝对值增加 ≥0.3mg/dl（≥26.5μmol/l），或者增加 ≥50%（达到基线值的 1.5 倍），或者尿量 <0.5ml/（kg/h）持续超过 6 小时（排出梗阻性肾病或脱水状态）。

四、案例分析题

66. C 患者有高代谢综合征、甲状腺眼症、甲状腺肿，可诊断甲亢。

67. BC TSH、FT_3、FT_4 是检测甲状腺疾病的敏感指标。

68. D TSH 降低、FT_3 升高提示甲亢，即 Graves 病。

69. AG 患急性淋巴细胞白血病和急性巨核细胞白血病时原始细胞 MPO 染色多表现阴性。

70. ACDG ABC 法易受内源性酶的干扰；流式细胞仪对血液标本检测比骨髓方便；荧光应用一种颜色进行标记。

71. ABDEF 仅可测定样本中某一种细胞所占的比例，可用于绝对细胞计数；流式细胞仪根据细胞凋亡在核、细胞器、膜、形态等的方面改变来分辨"活细胞"和"死细胞"的。

72. CDEFH 白血病染色体核型还可用血细胞进行培养；植物血凝素促使细胞凝集；染色体标本制备后等 7～8 分钟进行 G 显带。

73. AB 上呼吸道感染由病毒引起，以上呼吸道卡他症状为主，有发热、头痛等症状，肺部呼吸音粗，无湿啰音。支气管肺炎起病急，有寒战、高热、咳嗽等症状，肺部听诊可闻及干、湿性啰音。急性支气管炎一般有发热、咳嗽，可闻及干、湿啰音，啰音部位不固定，咳嗽后可减少。肺结核的起病呈慢性，低热，肺部啰音不明显。毛细支气管炎的发病以喘憋明显，肺部听诊可闻及哮鸣音。

74. ABCD 血常规和胸片有助于区分是病毒还是细菌引起的感染，痰培养检查可明确病原体诊断，并指导治疗用药。

75. D 细菌性肺炎的白细胞总数和中性粒细胞多增高，病毒性肺炎白细胞总数正常或降低。细菌可在一般培养基上生长。根据 X 线胸片特点，临床考虑为葡萄球菌肺炎。

76. CDF 金黄色葡萄球菌触酶试验、凝固酶试验、甘露醇发酵试验阳性，对新生霉素敏感，在血平板可见溶血现象。

77. AF 本题患者关节镜手术失血量少，未输血，手术后血红蛋白下降约 10g/L，与患者手术失血少相符合。白细胞计数明显增高的原因很多，大致上可归纳为反应性增高和异常增生性增高，白细胞升高也可能是反应性增高，术后几天恢复正常。血小板可能假性低下，应涂片染色复查。术后血小板低下，可能因为少量失血导致血小板消耗，也可能是别的原因，因此无法明确原因。

78. AEFG 感染和对手术的应激反应，都会使中性粒细胞反应性增高，白细胞分类分辨不出两者的区别。碱性磷酸酶染色鉴别白血病分类。CPR 是急性时相反应蛋白，升高提示感染。所以观察 CRP 的变化有助于鉴别感染和对手术的应激反应。多核细胞增多，可见细菌性感染，单核细胞增多，可见病毒性感染，所以关节液中细胞的数量和分类有助于感染的判断。本题患者考虑是对手术的应激反应造成的白

细胞暂时性升高，所以一般不需进行细菌性检查或更换抗生素。

79. ABDEF 分析后质量管理是全面质量控制的进一步完善和检验工作服务于临床的延伸。主要指的是患者标本分析后检验结果的发出直至临床应用这一阶段，这一阶段的质量保证主要有三个方面：①检验结果的正确发出；②检验后标本的保存和数据管理；③咨询服务，即检验结果的合理解释及其为临床医师应用的过程。临床检验除了尽可能满足临床需要，及时、准确、经济地提供检验信息外，对于检验人员尤其是检验医师来说还应全方位地面向临床医师和患者提供检验医学咨询服务。这种咨询不仅仅是在医师或患者得到检验之后被提出来，也可以是在检验开始之前或不做检验仅为了解检验医学动态或常识而提出咨询，这就对检验人员提出了更高的要求。通过检验咨询服务，可以大大提高临床实验室的总体服务水平，充分发挥检验医学在疾病诊治中的巨大作用。

80. ABCEG 应激反应是各种紧张性刺激物（应激源）引起的个体非特异性反应，不会引起血小板减少，质控为达到规范或规定对数据质量要求而采取的作业技术和措施。每日做标本前都会先做质控。所以不会出现仪器失控的状态。

81. ABCEF 应用含有 EDTA 抗凝剂的试管抽取血常规时血小板会发生聚集，导致血小板减少，临床上称之为假性血小板减少。纠正 EDTA 抗凝剂导致的血小板聚集可以用人工计数，也可以采取更换阻止血小板聚集的抗凝剂如肝素、枸橼酸钠后上机检测。

82. CDEF 痰标本的细菌学检查对呼吸道感染的诊断有重要意义。下呼吸道的痰是无细菌的，但咳出需经口腔，常可带有上呼吸道的正常寄生菌，故采集痰液标

本时要注意采取来自于下呼吸道合格的标本，提高检出率和阳性的正确率。嗜血杆菌属存在于正常人上呼吸道，定植率达人群的50%，主要通过呼吸道感染，引起原发性或继发性感染。所以检出的细菌也可能是正常菌群，近年调查表明，原来由肺炎链球菌所致肺炎仍为常见。由流感嗜血杆菌、金黄色葡萄球菌、MRSA和革兰阴性杆菌所致肺炎比例明显上升。

83. ABDEF 革兰染色法是细菌学中很重要的鉴别染色法，一般包括初染、媒染、脱色、复染等四个步骤具体操作方法是：①载玻片固定。在无菌操作条件下，用接种环挑取少量细菌于干净的载玻片上涂布均匀，在火焰上加热以杀死菌种并使其黏附固定；②草酸铵结晶紫染1分钟；③自来水冲洗，去掉浮色；④用碘-碘化钾溶液媒染1分钟，倒去多余溶液；⑤用中性脱色剂如乙醇（95%）或丙酮酸脱色30秒，革兰阳性菌不被褪色而呈紫色，革兰阴性菌被褪色而呈无色；⑥用蕃红染液复染30秒，革兰阳性菌仍呈紫色，革兰阴性菌则呈现红色。革兰阳性菌和革兰阴性菌即被区别开。

84. ACE 细菌的许多致病因素常与细菌的细胞壁成分有关。一方面，失去细胞壁的L型细菌，其致病力也随之减弱；而另一方面，细胞壁是细菌的重要抗原所在，L型菌胞壁缺失，抗原性下降，在体内可逃避免疫攻击而得以长期存活，使疾病迁延。所以细菌L型仍有检查意义。细菌L型生长繁殖较原菌缓慢，一般培养2~7日后在软琼脂平板上形成中间较厚、四周较薄的荷包蛋样细小菌落，也有的长成颗粒状或丝状菌落。在高倍镜下，菌落边缘为大形菌，比亲本菌株要大，中心为小形菌。

85. ABCDF 细胞壁因理化或生物因

素破坏，但仍能在高渗环境下存活的细菌称为细菌L型。L型细菌的形成与细菌生存环境的改变和人工诱导作用有关。人工诱导细菌变成L型细菌的因素有抗生素、酶类、机体的一些免疫因素、物理因素、化学因素等。其形成可能与临床有密切关系。所以，所有的细菌都有可能被诱导成L型细菌。

86. ABCDEF 免疫学检测是通过检测抗原或抗体确定患者是否被感染或对感染与免疫接种的免疫应答。采用免疫学方法诊断感染性疾病的实质是检测微生物具有抗原性质的组分或检测非自身蛋白相应的特异性抗体。免疫学检测技术包括免疫学鉴定和免疫学诊断两方面。目前应用于细菌检测的免疫学技术有：1. 凝集反应；2. 免疫荧光技术；3. 酶联免疫吸附试验；4. 免疫印迹技术；5. 对流免疫电泳；6. 发光免疫技术等。补体结合试验是利用抗原抗体复合物同补体结合，把含有已知浓度的补体反应液中的补体消耗掉使浓度减低的现象，以检出抗原或抗体的试验，为高敏度检出方法之一。免疫沉淀反应主要用于抗原或者抗体的定性检测。其原理是指可溶性抗原与相应抗体在有电解质存在的情况下，按适当比例所形成的可见沉淀物现象。

87. ABCDEF 机体的抗细菌性免疫是指机体抵御细菌感染的能力。病原菌侵入人体后，首先遇到的是非特异性免疫功能的抵抗。非特异性免疫（又称天然免疫）是机体在发育过程中形成的，经遗传而获得。免疫机制是有屏障结构（如皮肤与黏膜的屏障作用、血-脑脊液屏障、胎盘屏障）、吞噬细胞（如大小吞噬细胞）、自然杀伤细胞、正常体液和组织的免疫成分（主要包括补体、溶菌酶和防御素）等。

88. ABCDF 原核细胞型微生物由单

细胞组成，细胞核分化程度低，仅有原始核质，没有核膜与核仁；细胞壁由肽聚糖构成，缺乏完整的细胞器。这类微生物种类众多，有细菌、螺旋体、支原体、立克次体、衣原体和放线菌。真菌是一种真核生物。

89. ABCDEF 细菌耐药机制主要有四种：①产生一种或多种水解酶、钝化酶和修饰酶；②抗菌药物作用的靶位改变，包括青霉素结合蛋白位点、DNA 解旋酶、DNA 拓扑异构酶Ⅳ的改变等；③细菌膜的通透性下降，包括细菌生物被膜的形成和通道蛋白丢失；④细菌主动外排系统的过度表达。临床重要的耐药细菌包括甲氧西林耐药金黄色葡萄球菌（MRSA）、万古霉素耐药的肠球菌（VRE）、碳青霉烯类耐药肠杆菌科细菌、产超广谱 β - 内酰胺酶的肠杆菌科细菌、碳青霉烯类耐药的不动杆菌、青霉素耐药的肺炎链球菌（PRSP）。

90. CD 外界环境中的艰难梭状芽孢杆菌通过粪 - 口途径进入机体，引起外源性艰难梭状芽孢杆菌感染，肠道内寄生的艰难梭状芽孢杆菌因大量使用抗菌药物造成菌群紊乱，引起内源性感染。它产生多种毒性因子，最重要的是毒素 A 和毒素 B，艰难梭状芽孢杆菌诊断标准革兰阳性粗大杆菌，芽孢位于次极端，呈卵圆形，在 CCFA 菌落呈黄色、粗糙，紫外线照射下发出黄绿色荧光。发酵葡萄糖、果糖、甘露醇产酸，不发酵乳糖、麦芽糖和蔗糖，脂酶、卵磷脂酶阴性，吲哚和 H_2S 阴性，不凝固牛奶，细胞毒性试验阳性。实验检查除直接涂片和分离培养外，同时要测定毒素。

91. ABCDEF 当人体肠道菌群失调，艰难梭状芽孢杆菌过度繁殖，释放毒素，而引起艰难梭状芽孢杆菌感染，临床表现多样，轻重不一，轻则为无症状带菌者，

轻度腹泻，重至结肠炎、假膜性结肠炎、中毒性巨结肠、麻痹性肠梗阻甚至脓毒症等威胁患者生命。

92. ABCG 艰难梭状芽孢杆菌感染的治疗原则首先是停用相关可疑抗菌药物，并予以液体和补充电解质等支持治疗。治疗方法包括应用抗艰难梭状芽孢杆菌的抗菌药物、免疫调节和益生菌调节肠道菌群，必要时还需选择外科手术治疗。①抗菌药物治疗方案首选口服甲硝唑或万古霉素。甲硝唑对轻、中度病情者治疗效果与万古霉素相似，且价格低廉，但孕妇和哺乳期女性禁用。万古霉素对重症患者效果更好，但费用高，且使用后易选择产生耐万古霉素肠球菌；②免疫调节治疗：可用单克隆抗体直接对抗艰难梭状芽孢杆菌毒素 A 和 B，从而治疗腹泻；③菌群调节治疗：合适的益生菌应用可以预防抗菌药物相关性腹泻和治疗 CDI，且安全性较好，但对于免疫缺陷患者须谨慎；④外科手术治疗：对特别严重的患者可考虑结肠切除术。如果需要外科治疗，可以用保留直肠的方式实施次全结肠切除术。

93. ABCD 预防本病的关键在于合理使用抗生素，但不要长时间、大剂量使用抗生素。艰难梭状芽孢杆菌的孢子通过粪 - 口途径传播。合理使用抗生素、注意手卫生和环境卫生，艰难梭状芽孢杆菌性相关性疾病是可防可治的。

94. D 实验室设备：应至少对分析设备的加样系统、检测系统和（或）温控系统进行校准。分析设备和辅助设备的内部校准应符合 CNAS - CL31《内部校准要求》。尿液干化学分析仪性能验证的内容至少应包括阴性和阳性符合率。检验程序的质量保证：定性体液学检验项应至少使用阴性和阳性质控品进行室内质控，每工作日至少检测 1 次。对没有开展能力验证

室间质评的检验项目，实验室应通过与其他实验室（如已获认可的实验室或其他使用相同检测方法的同级别或高级别实验室）比对的方式，判断检验结果的可接受性。

95. C 定性体液学检验项应至少使用阴性和阳性质控品进行室内质控。

96. A 国家卫生和计划生育委员会临床检验中心室间质评周期为2次/年。

97. BC 试剂带浸泡时间过长，模块内试剂容易溢出，影响检测结果；尿干化学对 pH 有范围规定，且不是很精确，不能满足临床对 pH 的所有要求；不同厂家的仪器一般有配套的试纸条，试纸条不能混用。

98. EF 实验室检测 CT 的方法主要有：细胞培养法检测衣原体包涵体，该法费事费时，成本高，且需要特殊设备及技术，难以普及；荧光抗体法或酶标抗体法，易于金黄色葡萄球菌、链球菌、淋病奈瑟菌等发生交叉反应，特异性差，阳性率低；PCR 法和连接酶链式反应简便快速、敏感性高、特异性强，在 CT 的临床检测方面具有较大的优势。

99. ACDEF PCR 的特异性主要取决于引物的特异性，用不同引物扩增不同的基因片段，由于靶 DNA 的序列可能不同，扩增效率有异，其灵敏度和特异性也有差别；所选靶序列主要有 MOMP 基因、CT 特有质粒 DNA 和 CTrRNA 基因序列；可采用 PCR、FQ-PCR、免疫杂交 PCR、竞争性 PCR。

100. ABCEF CT 感染缺乏特异性症状，易形成隐匿感染，使常规的临床诊断颇为困难，而分子诊断技术诊断 CT 感染时的敏感性和特异性高，为 CT 的临床诊断和确诊提供了准确、可靠的方法，尤适用于 CT 的早期诊断和无症状携带者的检测，也可用于 CT 感染的流行病学调查。

全真模拟试卷（四）答案解析

一、单选题

1. D 上皮细胞增生的特点：胞核增大，可见核仁；胞质量相对较小，嗜碱性，核胞质比略大；少数染色质形成小结，但仍呈细颗粒状；核分裂活跃，可出现双核或多核。

2. A 患者无尿急、尿痛症状，尿白细胞稍高但还不能据此诊断尿路感染；尿淀粉酶正常排除急性胰腺炎；午餐进食虽少但血糖不低，故因饥饿引起晕厥不大可能；中暑的可能性存在，但因 hCG 阳性，故应考虑是妊娠的早期反应。

3. B 编辑自己实验室质量管理体系文件时，不得由相关咨询服务机构代完成。

4. D 微静脉收缩，毛细血管后阻力升高，毛细血管前后阻力比值降低，导致血容量增大，滞留在血管中的血液增多（因为后阻力增多），血管扩张变大，导致血压升高。

5. E 呼吸道疾病以呼吸道为侵入门户，不仅引起呼吸道局部疾病还可伴有全身症状。

6. C 铁剂、含过氧化物酶的新鲜蔬菜、动物血可导致化学法隐血试验出现假阳性；维生素 C 可使试验出现假阴性；血红蛋白浓度过高对化学法隐血试验没有影响。

7. D 短期保存时，应缓慢降低细胞所处温度。

8. C PCR – SSP（Sequence specific primer，序列特异性引物）是一种基因多态性分析技术，可用于 HLA 复合体及其他具有多态性特点的基因分型。

9. E 免疫抑制剂是一大类具有抑制机体异常免疫反应的化学类药物，常用的免疫抑制剂包括甲氨蝶呤、氮芥、霉酚酸酯、环孢素 A、他克莫司、硫唑嘌呤等。免疫抑制剂的主要副作用包括轻微肝损伤和轻微的骨髓抑制，表现为转氨酶升高，白细胞或血小板轻度降低。

10. B 抗 dsDNA 抗体和抗 Sm 抗体是 SLE 的血清标记抗体，抗 Sm 抗体不与疾病的活动度相关。

11. C 硒是谷胱甘肽过氧化物酶的必需组成成分，参与辅酶 A 和辅酶 Q 的合成，调节维生素 A、C、E、K 的代谢，具有抗肿瘤的作用。

12. D 肝细胞中的葡萄糖可通过糖醛酸途径生成 UDP – 葡萄糖醛酸（UDPGA），作为肝生物转化结合反应中最重要的结合物质。

13. B 基本氨基酸的结构共同点皆为 L – α – 氨基酸，但是甘氨酸例外，它不含手性碳原子，不是手性分子，无D/L构型之分。

14. C 金黄色葡萄球菌：触酶试验阳性、血浆凝固酶试验阳性、甘露醇发酵试验阳性、对新生霉素敏感。表皮葡萄球菌：触酶试验阳性、血浆凝固酶试验阴性、对新生霉素敏感。腐生葡萄球菌：触酶试验阳性、血浆凝固酶试验阴性、对新生霉素耐药。

15. E 内毒素不能经甲醛处理为类毒素。

16. E 荚膜组织胞浆菌为双相真菌，25℃培养时为菌丝相，37℃培养时为酵母相，菌体卵圆形，直径 2 ~ 4μm，有荚膜。卡氏肺孢菌具有包囊和滋养体两种形态。

17. A 支原体是一类缺乏细胞壁、形态上呈高度多形性，可以通过一般的除菌滤器，是目前所知能独立生活，自行繁殖的最小原核细胞型微生物。

18. D 消化性溃疡的粪便隐血试验呈间断阳性；消化道恶性肿瘤阳性率早期为 20%，晚期可达 95%，且呈持续性阳性。

19. E 腹水是浆膜腔积液的一种，腹水中少量的浆细胞可在充血性心力衰竭、恶性肿瘤等疾病引起的腹水中发现，大量的浆细胞提示多发性骨髓瘤浸润浆膜。

20. A 亚硝酸盐主要用于尿路感染的快速筛检，单一检测亚硝酸盐的影响因素较多，解释结果时可与白细胞酯酶、尿沉渣显微镜结果相结合，尿细菌培养法为确证试验。

21. D 由于基因扩增检验对原始靶核酸有一个指数扩增过程，因此，每次检测后，阳性标本均有大量的扩增产物存在，这种扩增产物如贮存于开放式容器中，或在检测中吸取，就会因为"产物气溶胶"的形成而扩散，极易对以后新的扩增反应产生"污染"。为防止这种污染的发生，就需要对基因扩增检验实验注意风向。所以扩增区希望设置为负压。

22. B 在造血细胞的体外研究中，一些细胞因子可刺激不同的造血干细胞在半固体培养基中形成细胞集落，这类因子被命名为集落刺激因子（CSF）。根据集落刺激因子的作用范围，分别命名为粒细胞 CSF（G - CSF），巨噬细胞 CSF（M - CSF），粒细胞和巨噬细胞 CSF（GM - CSF）和多克隆集落刺激因子（multi - CSF，又称 IL - 3）。

23. B T 淋巴细胞白血病（T - ALL）是急性淋巴细胞白血病的一个分型，免疫表型为 T 系：CD3、CD7、CD4、CD8 阳性，TdT 阳性，占总急性淋巴细胞 15% ~ 20%。

24. D 淋巴细胞是白细胞的一种。由淋巴器官产生，是机体免疫应答功能的重要细胞成分。淋巴器官根据其发生和功能的差异，可分为中枢淋巴器官和周围淋巴器官。前者包括胸腺、腔上囊、骨髓。它们无须抗原刺激即可不断增殖淋巴细胞，成熟后将其转送至外周淋巴器官。后者包括脾、淋巴结等。成熟淋巴细胞需依赖抗原刺激而分化增殖，继而发挥其免疫功能。淋巴细胞可被回收，其再循环的起点、中途站和归巢为外周免疫器官和外周淋巴组织。

25. E 炭疽是人、畜共患的急性传染病，是由炭疽杆菌引起牛、羊等食草类动物的传染病，人通过密切接触或摄食病畜及畜产品而感染，也可以因吸入干燥菌粉或气溶胶而感染。主要引起肺炭疽、肠炭疽、皮肤炭疽，本菌芽孢的抵抗力很强，煮沸 10 分钟或干热 140℃ 3 小时、高压蒸汽灭菌 121.3℃ 15 分钟才能杀灭。

二、多选题

26. AD 厌氧菌标本采集与送检必须注意两点：标本绝对不能被正常菌群所污染；应尽量避免接触空气。痰、支气管镜采样（无特殊保护套）、咽拭子、排出的尿及阴道拭子不能做厌氧菌培养，BCE 都会接触到氧气使厌氧菌死亡。

27. ACE 条件性致病微生物是指正常存在于动物体内的微生物在免疫功能低下，定居部位改变或失调等特定情况下引起感染的微生物，属内源性感染。

28. ABCE 甲醛不用于免疫金溶液保存的稳定剂，可用于固定尿中有形成分。

29. ABCDE DIC 是一种综合征。可发生于许多疾病，在某些诱发因素作用下，微循环中广泛而散在地发生血小板聚集、纤维蛋白沉积或血液凝固，导致血小板和凝血因子被大量消耗，其次，在 DIC 的发病机制中纤溶亢进十分重要，纤溶激活的始动因素既可以是凝血激活的病理因素，而凝血启动后的连锁反应也可以是纤溶激活的重要原因。病理生理改变有微血栓形成、凝血功能异常、微循环障碍。

30. DE 粒红比例增高：见于各类白血病、类白血病反应和单纯红细胞生成障碍。粒红比例减低：见于粒细胞缺乏症、增生性贫血、脾功能亢进、红细胞增多症、骨髓增生异常综合征等。

31. ACE 预先形成储备的介质包括：①组胺，引起速发相症状的主要介质，可使小血管扩张、毛细血管通透性增强、平滑肌收缩、黏膜腺体分泌增强，其作用短暂，很快被组胺酶灭活；②激肽原酶，可将血浆中激肽原转变为缓激肽等，后者是参与迟发相反应的重要介质，可引起平滑肌缓慢收缩、强烈扩张血管、增加局部毛细血管通透性、吸引嗜酸性粒细胞和中性粒细胞；③嗜酸性粒细胞趋化因子，能趋化嗜酸性粒细胞。

32. ABCDE 口腔是一个绝对有菌的环境，里面有真菌和细菌，维持一种相对的、动态的平衡。只要细菌在一定数量以下，就是正常的。保持这种平衡，没有绝对的有害或者有益，只有当某种细菌过度繁殖，打破了这种平衡的时候，其弊端才会显现。所以口腔正常菌群可以是甲型链球菌、奈瑟菌、副流感嗜血杆菌、葡萄球菌、棒状杆菌等。

33. BCDE 支原体革兰染色为阴性，但不易着色，一般用 Giemsa 染色，染成淡紫色。支原体主要以二分裂方式繁殖，亦可以出芽、分枝、分节段等方式繁殖。

34. BCD 具有血凝特性的病毒有流感病毒、新城疫病毒、鸡的减蛋综合征、犬细小病毒、副流感病毒、腮腺炎病毒等。

35. AB O/129 敏感试验结果：出现抑菌环为敏感，无抑菌环为耐药。应用：用于弧菌科的属间鉴别，弧菌属、邻单胞菌属对 O/129 敏感，而气单胞菌属耐药。

36. ABCDE 代谢综合征是多种代谢成分异常聚集的病理状态，是一组复杂的代谢紊乱症候群，是导致糖尿病（DM）、心脑血管疾病（CVD）的危险因素，其集簇发生可能与胰岛素抵抗（IR）有关，临床表现：①腹部肥胖或超重；②致动脉粥样硬化血脂异常［高三酰甘油（TG）血症及高密度脂蛋白胆固醇（HDL-C）］低下；③高血压；④胰岛素抗性及/或葡萄糖耐量异常；⑤有些标准中还包括微量白蛋白尿、高尿酸血症及促炎症状态（C-反应蛋白）增高及促血栓状态（纤维蛋白原增高和纤溶酶原抑制物-1，PAI-1）增高。

37. BCDE 肾上腺皮质是构成肾上腺外层的内分泌腺组织。它能分泌由数种类固醇混合而成的肾上腺皮质激素，皮质内还含有为数更多的类固醇。肾上腺皮质由 3 层构成，最外层为球状带，接着为占大部分的束状带，内层为网状带。其功能异常可以引起肾上腺皮质概念亢进、肾上腺皮质概念减退、肾上腺皮质增生等。肾上腺皮质功能亢进的实验室检测结果：①血 K^+ 降低；②血 Ca^+ 降低；③血糖升高；④葡萄糖耐量降低。

38. ABCE 协同凝集试验与间接凝集反应的原理相类似，但所用的载体为金黄色葡萄球菌。这种细菌的细胞壁中含有 A 蛋白（SPA），SPA 能与特异性抗体 IgG 的 Fc 段结合（IgG3 除外）。当这种葡萄球菌与 IgG 抗体连接时，就成为抗体致敏的载体颗粒，若与相应抗原接触，即出现反向间接凝集反应。可用于细菌、病毒、毒素及各种可溶性抗原的检测。

39. BD 免疫球蛋白有轻链单体或二聚体，属于不完全抗体球蛋白，分为 κ 型和 λ 型。低免疫球蛋白血症，κ 和 λ 轻链水平均减低，κ/λ 值正常，患者外周淋巴组织发育不良，淋巴结缺少淋巴滤泡、生发中心和浆细胞，血清中各类免疫球蛋白含量极低下；多克隆增殖性疾病，κ 和 λ 轻链水平均升高，κ/λ 值正常，血清中各类免疫球蛋白含量较高。

40. BCDE 前列腺液是前列腺分泌的不透明淡乳白色液体，是精液的组成部分。标本采集失败后，可在按摩后取尿送检，只要按摩后尿液浑浊，说明有少量前列腺液经按摩挤压后进入尿道，被尿液冲出。前列腺液收集时，如果按摩用力过度，会造成前列腺壁微小损伤，导致前列腺液中红细胞数目增加。采集后应立即送检，前列腺常规检查一般指前列腺外观和做显微镜检查。前列腺液显微镜检查主要目的是看有无细胞、磷脂小体数量和滴虫、精子淀粉样体以及有无细菌。

41. CE 急性心肌梗死时，肌红蛋白和肌酸激酶同工酶 MB 是心肌损伤早期标志物，在急性心肌梗死发生 6 小时内即升高。

42. ABCDE 血气分析的标本应取动脉血，选用 2ml 无菌玻璃注射器，最好使用专用的肝素抗凝血气针，取血量至少 1.0ml。对于正在吸氧的患者，如病情许可，最好在停止给氧 30 分钟后再采样，否则应注明给氧浓度。如标本不能及时送检，保存在 2℃~8℃，不超过 2 小时。

43. ACE 纤溶酶可水解各种凝血因子，如 FⅡ、FⅤ、FⅦ、FⅩ、FⅪ、FⅫ。

44. ACE 瑞斯托霉素诱发血小板聚集反应、vWF 多聚物分析、交叉免疫电泳在 vWD 的分型诊断中有较大的应用价值。

45. ABDE 急性早幼粒细胞白血病进行细胞化学染色时：POX、SBB、AS-D-NCE、ACP 染色均呈阳性或强阳性的反应，AS-D-NAE 可呈阳性反应，但不被氟化钠抑制，α-NBE 染色阴性，依此可与急单做鉴别。NAP 积分明显降低。

三、共用题干单选题

46. D 患者咳嗽伴气喘，有季节性，用抗生素无效，应考虑支气管哮喘。

47. C 支气管激发试验是诊断支气管哮喘的重要试验。

48. A 哮喘为Ⅰ型超敏反应，发作时有外周血白细胞总数升高，嗜酸性粒细胞比例升高。

49. C Ⅰ型超敏反应的介质主要是 IgE。

50. B Ⅰ型超敏反应的效应细胞主要是肥大细胞。

51. B 患者有慢性肝炎病史，肝功能异常，抗-HBc-IgM（+），应诊断为慢性活动性肝炎。

52. C 慢性活动性肝炎免疫损伤是最主要的致病因素，肝外损伤主要为免疫复合物沉积引起。

53. A CD8+CTL 细胞的活化是慢性活动性肝炎肝细胞的主要破坏机制，CD8+T 细胞识别抗原和 HLA-Ⅰ分子复合体。

54. D 大细胞贫血：（1）血常规红细胞较少，中央淡染区不明显、染色较深、轻度大小不均，偶见幼红细胞，可见嗜多色性及嗜碱性点彩红细胞，也可见豪-焦小体及卡波环。白细胞数稍低；（2）骨髓象：骨髓增生活跃，以红细胞增生为主，粒红比例正常或倒置。红细胞系体积均大；（3）血生化检查：①血清维生素 B12 含量测定，正常值为 200~800pg/ml。如<100pg/ml 提示维生素 B12 缺乏；②血清叶酸含量测定，正常值为 5~6ng/ml。

<3ng/ml 提示叶酸缺乏。

55. B 巨幼细胞贫血是由于脱氧核糖核酸（DNA）合成障碍所引起的一种贫血，主要系体内缺乏维生素 B_{12} 或叶酸所致，亦可因遗传性或药物等获得性 DNA 合成障碍引起。本症特点是呈大红细胞贫血，骨髓内出现巨幼红细胞系列，并且细胞形态的巨型改变也见于粒细胞、巨核细胞系列，甚至某些增殖性体细胞。该巨幼红细胞易在骨髓内破坏，出现无效性红细胞生成。①血象大细胞正色素性贫血（MCV > 100fl）血象往往呈现全血细胞减少。中性粒细胞及血小板均可减少，但比贫血的程度为轻。血涂片中可见多数大卵圆形的红细胞，中性粒细胞分叶过多，可有 5 叶或 6 叶以上的分叶。偶可见到巨大血小板网织红细胞计数正常或轻度增高。②骨髓象骨髓呈增生活跃，红系细胞增生明显，各系细胞均有巨幼变，以红系细胞最为显著。红系各阶段细胞均较正常大，胞质比胞核发育成熟（核质发育不平衡），核染色质呈分散的颗粒状浓缩。类似的形态改变亦可见于粒细胞及巨核细胞系，以晚幼和杆状核粒细胞更为明显。

56. A γ-球蛋白区带中间部分显著深染扫描峰高于清蛋白，可判断为多发性骨髓瘤。

57. C 多发性骨髓瘤典型蛋白峰是 M 蛋白。

58. B 可采用免疫固定电泳确定该蛋白。

59. C 患者 HIV 阳性，可能患有细菌性脑膜炎，细菌消耗蛋白和糖，故蛋白和糖减少；艾滋病病人白细胞总数下降，淋巴细胞相对增高。

60. B 墨汁染色阳性，可能是隐球菌感染，毒力因子是多糖荚膜。

61. E 艾滋病患者由于细胞介导的反应缺陷导致细胞不能吞噬细菌，感染未控制。

62. C 两性霉素 B + 氟康唑 + 氟胞嘧啶是治疗新型隐球菌的有效药物。

63. E 患者以呼吸困难为主，伴随血压升高，主要循环超负荷。

64. C 输血相关循环超负荷，与患者的年龄、疾病危重程度、输血量和输注速度相关。若在输血后 6 小时内患者出现下列 5 种症状中的 4 种，则需要考虑循环超负荷的诊断：呼吸窘迫、心动过速、血压升高、急性或进行性肺水肿、液体正平衡。循环超负荷主要鉴别点为血压升高。

65. E 输血过多或过快，超过患者心血管系统的负荷能力。

四、案例分析题

66. ABCDF 该患者是血液系统疾病，与血培养无关。

67. BCDE NBT 试验主要用于检测中性粒细胞的胞内杀伤功能，可以用于诊断儿童慢性肉芽肿病，以及用于鉴别细菌性和病毒性感染，不属于细胞代谢。血清溶菌酶活性试验主要用于血液系统疾病的鉴别。

68. ABCEF 用 PI 染 DNA 后在指定的光波激发下应是发红光。

69. ABCE 聚合酶链式反应是一种用于放大扩增特定的 DNA 片段的分子生物学技术。酶联免疫吸附试验是一种酶标固相免疫测定技术。

70. DEF 淋巴细胞增多或正常，可见异型淋巴细胞，但不及血中所见者多，原淋巴细胞不增多，组织细胞可增生。若非鉴别诊断需要，一般不做骨髓细胞学检查。

71. ABCDF 粒细胞膜结构异常不会造成粒细胞减少。

72. DE 嗜酸性粒细胞增多症常见于寄生虫感染和变态反应性疾病。

73. ABCDF 骨髓细胞培养对恶性组织细胞病无诊断意义。

74. ABC hCG 血浓度高于尿浓度，没有促进性腺发育的作用，男性也可升高。

75. BCD TSH、LH、FSH 均是由 α 和 β 两个多肽亚基组成的糖蛋白，这三种激素的 α 亚基具有高度的同源性，氨基酸残基亦较接近，其生理活性主要取决于 β 亚基。hCG 的 α 亚基与 FSH、LH、TSH 的 α 亚基结构相似，易发生交叉反应。

76. ACDF 尿液 hCG 检测有质控线；LH 升高造成假阳性，因为 LH 与 hCG 有交叉反应。目前临床上主要采用免疫学方法。免疫学方法操作简单、快速，灵敏度高。

77. ABDF 尿 hCG 对于库欣综合征和甲状腺疾病的诊断无帮助。

78. CD 酶联免疫吸附试验和单克隆抗体胶体金试验是检测 hCG 的灵敏指标。

79. CD 两点酶免疫法、放射免疫法为尿液 hCG 的定量检测方法，其他选项只能定性检测。

80. ACEF 胎盘功能和胎儿发育情况仅靠尿 hCG 不能反应。尿液 hCG 的检查常用于：①早期妊娠诊断；②流产诊断和监察，如 hCG 在 200ng/L 以下并逐渐减低，则有流产或死胎的可能，当 hCG 降到 48ng/L 以下则难免流产，在保胎过程中，如 hCG 不断增高，说明保胎有效；③异位妊娠的诊断；④胎盘滋养细胞和生殖细胞肿瘤如葡萄胎、绒毛膜上皮细胞癌、精原细胞睾丸癌等 hCG 明显升高，hCG 可作为诊断或辅助诊断的标志物，主要用于治疗效果判断和随访。

81. DE 一般稀释 10～20 倍即可测出具体值，该患者 hCG 过高可能是葡萄胎或绒毛膜上皮细胞癌。

82. CDEF 正常情况下，由于肾小球滤过膜的孔径屏障和电荷屏障作用，血浆的中、高相对分子质量蛋白质不能通过滤过膜，相对分子质量小的蛋白质可以自由通过滤过膜，滤过的相对分子质量小的蛋白又在近曲小管中被重吸收，当肾小管受到感染、中毒损伤或者急性肾盂肾炎时，重吸收能力降低或者被抑制，则出现以低相对分子质量蛋白质增高为主的蛋白尿。

83. ABE 胱氨酸和尿酸结石的剖面不是同心分层状的。草酸钙结石为无色方形的八面体结构；黄嘌呤结石、磷酸镁铵结石、磷酸钙结石剖面是同心分层状排列。

84. ABEF β - 微球蛋白是分子量很低的非糖基化肽，存在于大多数有核细胞表面。由于肾小球滤过膜的孔径屏障和电荷屏障作用，血浆的中、高相对分子质量蛋白质不能通过肾小球滤过膜，相对分子质量小的蛋白质（如微球蛋白）可以自由通过滤过膜。微球蛋白在通过肾小球滤过膜后可在近曲小管中被重吸收，β - 微球蛋白是 HLA 轻链蛋白组分之一，但不存在于所有细胞膜上。β - 微球蛋白的生成量 150～200mg/dl。

85. CDEF 当血浆游离血红蛋白经肾小球滤出超过 1.00～1.35g/L 时，即为血红蛋白尿，此时大部分红细胞已破坏，血红蛋白尿显微镜检查红细胞较少，隐血试验（+）（灵敏度 Hb 0.2mg/L）血红蛋白尿为暗红、棕红、酱油色（注意与肌红蛋白尿颜色上的区别），尿液中有大量游离的血红蛋白，不随红细胞沉淀，故离心后上清液为红色，血红蛋白为蛋白质的一种。镜检沉淀物不见红细胞或仅见红细胞碎片。

86. ABCF 当血浆游离血红蛋白经肾小球滤出超过 1.00～1.35g/L 时，即为血红蛋白尿，血管内有大量红细胞破坏，血浆中的游离血红蛋白超过 1000mg/L 时，血红蛋白可随尿排出，尿中血红蛋白检查阳性。其特点为外观呈浓茶色或透明的酱油色，镜检无红细胞，但隐血试验呈阳性反应。血红蛋白尿是由于发生血管内溶血后超过珠蛋白结合能力的游离血红蛋白通过肾小球滤出，与急性肾炎多无直接关系。见于血型不合的输血反应、阵发性睡眠性血红蛋白尿、蚕豆病、溶血性疾病等。

87. ABE 高比密尿见于急性肾炎、肝脏疾病、心力衰竭、周围循环衰竭等疾病，随机尿 $1.003 \sim 1.030$。尿比密用于评估肾功能时，24 小时连续多次检测较一次测定更有价值。低比密尿见于尿崩症、急性肾小管坏死、肾功能不全、间质性肾炎等疾病。

88. CDE 薄层层析法是检测和鉴定非葡萄糖的还原性糖的首选方法，滴定法常用于检测尿液酸碱度。试纸条测定为尿蛋白定性试验。双缩脲比色法、丽春红 S 染料结合法、磺基水杨酸 - 硫酸钠比浊法是尿蛋白质定量试验的常用方法。

89. DE 尿隐血试验是利用血红素的类过氧化物酶活性反应，可与血红蛋白，肌红蛋白反应。组织性蛋白尿、胆红素尿、卟啉尿、尿胆原的隐血试验阴性。

90. B HPV16 是指（HPV）人乳头瘤病毒 16 型。HPV 有多种类型，其中低危型 HPV 感染，主要引起生殖器疣（俗称菜花），而高危型 HPV 感染则引起生殖器癌和子宫颈癌上皮细胞病变，此病毒为生殖器癌和子宫颈癌前细胞病毒的开端。

91. BCDF 近年研究资料证明 HPV 与宫颈癌、食管癌、膀胱癌、喉癌、尖锐湿疣、舌癌等发生有关。如 HPV16，18，33 等型与宫颈癌的发生关系密切。

92. D 美国食品和药物管理局（简称：FDA），FDA 是美国政府在健康与人类服务部（DHHS）和公共卫生部（PHS）中设立的执行机构之一。人乳头瘤病毒（HPV）是一种属于乳多空病毒科的乳头瘤空泡病毒 A 属，是球形 DNA 病毒，可引起人类上皮的良性和恶性肿瘤。所以要对病毒 DNA 检测。

93. AE 因为是 X 染色体隐性遗传，而丈夫正常，则生下的小孩会分别继承父母各一条染色体，女儿则只有 50% 携带概率，患病率为 0；如果为男孩，有 50% 患病概率。

94. ACDEF SRY 基因位于 Y 染色体。

95. ABC 人类牙釉质蛋白的基因为 X 和 Y 染色体共有，但由于 X 和 Y 染色体的基因存在不同程度的碱基缺失，造成 X 和 Y 染色体的特异性片段长度不同，扩增时可鉴别。

96. ACDEF 对 Amel 进行性别鉴定的分子诊断法灵敏度和特异性都很好，可以检测皮克（pg）级的 DNA，所以新鲜样品和陈旧样品检测灵敏度无差别。在同一管中同步扩增 Amel - X 和 Amel - Y，要么男女都有扩增产物，要么都没有，故不存在扩增失败而误判的风险。

97. A 庆大霉素可引起急性肾小管坏死，肾小管上皮细胞大量脱落进入尿液。

98. D 庆大霉素的肾毒性，主要表现为肾小管急性坏死，影响肾小管重吸收和分泌功能。肾小管急性坏死不涉及细菌感染，故亚硝酸盐阴性。

99. AB 溶菌酶，β_2 - 微球蛋白属肾小管性蛋白，该患者由于庆大霉素的肾毒性作用导致肾小管急性坏死，故尿蛋白成分中可见溶菌酶及 β_2 - 微球蛋白。肾小球滤过膜正常，原尿中无白蛋白。血红蛋白属血管内溶血溢出性蛋白，该患者没有血管内溶血，故血红蛋白阴性；该患者无多发性骨髓瘤和相关轻链病，所以本 - 周蛋白和单克隆免疫球蛋白的轻链为阴性。

100. B 肾小管性蛋白尿是指分子量比较小的蛋白尿，主要来源于肾小管损害，其中最主要的就是 β_2 - 微球蛋白。患者尿蛋白成分中可见 β_2 - 微球蛋白属肾小管性蛋白，提示病理改变部位最有可能在肾小管。

全真模拟试卷（五）答案解析

一、单选题

1. C ①血糖升高；②脂肪动员增强；③蛋白质分解加强。应激的代谢特点是分解代谢增强，合成代谢受到抑制，血中分解代谢中间物含量增加。

2. E 亲和素 – 生物素化酶复合物（ABC）法是预先将亲和素（或链霉亲和素）与酶标生物素结合，形成亲和素（或链霉亲和素）– 生物素 – 过氧化物酶复合物。生物素与亲和素有很高的亲和力，1 个亲和素分子上有 4 个生物素结合位点。在 ABC 法中，不对特异性第一抗体进行标记，而用生物素标记第二抗体，染色前按一定比例将亲和素与生物素标记的过氧化物酶混合，制成 ABC 合物，并使亲和素分子上至少空出 1 个生物素结合位点。所以亲和素的浓度不能高于 $40\mu g/ml$。

3. C 当光线通过一定体积的溶液时，由于溶液中存在粒子（抗原 – 抗体复合物）对光线的反射和吸收，引起透射光的减少，透射光的光通量和粒子的量成反比。通过测定透射光的光通量来反映粒子的量的方法即透射比浊法。在透射比浊法中，测量的是透过不溶性复合物到达探测器而未被散射或吸收的光线，测定角度与正前方夹角为 0°。透射比浊法属于散射光谱技术。

4. E 真空采血管需添加隔离胶，促凝剂才能快速分离血清。

5. D 检查管型至少观察 20 个低倍视野。

6. B 患儿表现为缺钙，与维生素 D 缺乏有关。

7. C 黑色便常见于上消化道感染。

8. B PT 主要由肝脏合成的凝血因子 Ⅰ、Ⅱ、Ⅴ、Ⅶ、Ⅹ的水平决定。

9. B 胆道蛔虫阻塞胆管时因胆汁淤积使胆管内压增高，导致胆管破裂，结合胆红素不能排入肠道而逆流入血由尿中排出，故尿胆红素阳性。因无胆红素排入肠腔，尿胆原阴性，尿胆素亦阴性。

10. D 血清学分型借助的是微量淋巴细胞毒试验（microlymphocytotoxicity test）或称补体依赖的细胞毒试验（complement dependent cytotoxicity test，CDC），取已知 HLA 抗血清加入待测外周血淋巴细胞，作用后加入兔补体，充分作用后加入染料，着染的细胞为死亡细胞，依据特异性抗体介导的补体系统对靶细胞溶解的原理，待检淋巴细胞表面具有已知抗血清所针对的抗原。

11. A HPV 为一双链闭环的 DNA 病毒。

12. C 正确度：大量测定的均值与真值的接近程度。是表示测量结果中系统误差大小的程度。

13. D 流行性回归热由回归热螺旋体引起，赫姆疏螺旋体引起地方性回归热。

14. D 正常尿液中不含尿蛋白，病理性尿液尿蛋白阳性时，也不会影响尿液的颜色和透明度，其他选项均正确。

15. C 分光光度法主要用于血红蛋白测定。在血液分析仪的血红蛋白检测通道中，稀释液含有溶血剂，使红细胞溶解并释放出血红蛋白，血红蛋白与溶血剂中某些成分结合，形成一种稳定的血红蛋白衍生物，在特定光波范围（530～550nm）内比色，根据吸光度得到血红蛋白浓度。

16. E 免疫浊度测定法基本原理是当可溶性抗原与相应抗体在两者比例合适时，抗原抗体在特殊缓冲液中快速形成抗原抗体复合物，使反应液出现浊度，如形成的复合物增加，反应液的浊度随之增加，与一系列的标准品对照，即可计算出受检物的含量。所以免疫浊度测定法中抗原与相应抗体反应是呈一条非直线关系。

17. A 嗜碱性点彩红细胞也称嗜多色性红细胞，是不完全成熟的红细胞，胞质内残存的核酸变性、聚集形成颗粒，经碱性染料（如亚甲蓝）染色后，细胞内可见到深染的颗粒；若以 Wright 染色，则在粉红色的胞质中出现蓝黑色颗粒。增多见于溶血性贫血。

18. C 蛛网膜下腔出血时，三管均为红色，各管间红细胞计数无明显差别：蛛网膜下腔出血，上清液呈黄色或淡红色。如果是穿刺损伤所致出血，第一管血性，后两管逐渐变淡，离心后，上清液应是透明的。

19. B 新鲜尿离心沉渣每高倍镜视野红细胞 >3 个或 1 小时尿红细胞计数 >10 万或12小时计数 >50 万，称为镜下血尿，1L 尿含 1.0ml 血即呈洗肉水样，称肉眼血尿。

20. E 酪氨酸结晶为略带黑色的细针状结晶，成束状或羽毛状，可溶于氢氧化铵而不溶于乙酸。酪氨酸结晶是由蛋白质分解而来，少见，常与亮氨酸结晶同时出现，多见于组织大量坏死。

21. D 尿隐血（BLD）试验（干化学法）采用尿液干化学分析仪检测尿 BLD，即尿液中红细胞或（和）红细胞变形裂解后溢出的血红蛋白，因此尿 BLD 阳性包括血尿和血红蛋白尿，尿液中存在易热酶

（如过氧化物酶）和肌红蛋白时，可引起 BLD 的假阳性。

22. E 血型 A 的基因型为 AA 和 OA，B 的基因型为 BB 和 OB，AB 的基因型为 AB，O 的基因型为 OO。所以 AB 型血与 AB 型血组合中，婚配所生的小孩子的概率不可能是 O 型血。

23. C 干细胞具有自我更新的潜能，其增殖方式是不对称分裂。

24. D 慢性粒细胞白血病外周血中红细胞与血红蛋白正常，可见各阶段粒细胞，以中性中幼粒及晚幼粒细胞尤为突出，血小板计数正常或增多；骨髓增生极度活跃，以中幼粒细胞增多为主，NAP 阳性率及积分明显减低，甚至缺如。

25. C 阴道分泌物是女性生殖系统分泌的液体，主要由阴道黏膜、宫颈腺体、前庭大腺及子宫内膜的分泌物混合而成，俗称白带。正常情况下，阴道的正常环境是酸性的即正常阴道分泌物的 pH 为 4～4.5。

二、多选题

26. ABC 比重和 pH 不会影响积液透明度，更多的是影响实质性的变化。

27. ABCDE 生理情况下，机体的凝血与抗凝血反应保持动态平衡。血液在血管中流动，既不会溢出血管壁而出血，也不会在血管内发生凝固而导致血栓形成。止血是机体对血管损伤发生的生理反应。按照生理性止血过程可分为一期止血（主要涉及血管和血小板）、二期止血（主要涉及凝血因子和抗凝蛋白）和纤维蛋白溶解（简称纤溶）三个时相。出血与血栓形成是机体正常的凝血、抗凝血及纤溶功能动态平衡失调所致的一种病理生理过程，导致机体出血或血栓形成的主要因素包括血管壁、血小板、凝血因子、抗凝血物质、纤溶成分和血流状态。组织有细胞、组织

和器官系统三部分。有些内分泌腺体，接受来自神经和体液的双重调节，称为"神经－体液调节"，都和机体有关，所以也和止血过程有关。

28. ABCE 真菌无鞭毛有菌丝。

29. ABCDE 淋病奈瑟菌需黏附与蛋白侵入等共同作用才能致病。

30. BCDE 结核性脑膜炎脑脊液中葡萄糖含量下降。

31. ABDE 超出失控线的数据可剔除。

32. AB 二级参考组织由一级参考物质定值，一级参考物质可由自身或杂质分析来定值。

33. ABCD 线虫属于真核动物，多细胞寄生虫。

34. ACE 食道、内分泌疾病检查与粪便关系不大，不用于临床检查项目。

35. BCD 肌酐清除率是反应肾小球滤过功能的；氯化铵负荷实验反映肾小管酸化功能。

36. CD 肝癌是种常见的恶性肿瘤疾病，据调查，全球80%的原发性肝癌由病毒性肝炎引起。同时指出，乙肝和丙肝病毒感染是导致原发性肝癌的重要原因。

37. ABCE 温度敏感突变株指可在某一温度下生长而在另一温度下不生长的突变株。通常这类突变株是由于某一蛋白质的氨基酸发生改变，这种改变了的蛋白质只在许可的温度下才能维持其空间结构，并具有正常的生物活性；当达到限制温度时，该蛋白质就会变性并失去功能。温度敏感突变株具有在28℃～35℃温度可以增殖；具有容易检测与识别的生物学特性；在37℃～40℃不可复制；可成为变异株；可人工诱发产生。

38. ABCDE 进行 EQA 的目的可归纳为以下六点：①确定实验室进行测量的能力，以及对实验室质量进行持续监控的能力；②识别实验室存在的问题，并制定相应的补救措施。这些措施可能涉及诸如个别人员的行为或仪器的校准等；③确定新的测量方法的有效性和可比性，并对这些方法进行相应的监控；④增加实验室用户的信心；⑤识别实验室间的差异；⑥确定某种检测方法的性能特征。室间质量评价未能通过的原因：校准和系统维护计划失败；室内质量控制失控；实验人员的能力欠缺；结果的评价、计算和抄写错误；控制物变质失效。

39. AC 肿瘤（tumor, neoplasm）是一种基因病，但并非是遗传的。它是指细胞在致瘤因素作用下，基因发生了改变，失去对其生长的正常调控，导致异常增生。检测技术有：ICC/IHC 和 PCR。

40. ABDE 用化学致癌物诱发小鼠形成纤维肉瘤，把这些肉瘤细胞放在体外的培养系统中，加上抗小鼠纤维肉瘤的抗体后，再与正常的免疫效应细胞（如 NK 细胞、中性粒细胞和巨噬细胞等）一起培养，可以使肉瘤细胞溶解。这称为抗体依赖性细胞介导毒作用（ADCC）。这是由于上述免疫效应细胞表面带有 IgG 型 Fc 段的受体，诱导肿瘤细胞凋亡，因此能与已经和瘤细胞抗原相结合的 IgG 型抗体 Fc 段结合而发挥细胞毒的杀伤作用。效应一旦通过抗体而识别肿瘤时，即可分泌细胞毒因子（如穿孔素），释放 IL－1、IL－2、IFN－γ 或肿瘤坏死因子等来杀伤瘤细胞。

41. ABCDE HLA 分型试验：①血清学分型；②细胞分型；③基因分型；④皮内试验；⑤混合淋巴细胞反应；⑥淋巴细胞毒试验；⑦混合淋巴细胞培养试验；⑧分子生物学技术。

42. CE 阴道清洁度受杆菌、球菌、上皮细胞和白细胞四因素的影响；上皮细胞和阴道杆菌为清洁因素，球菌和白细胞为炎症因素，彼此互为消长而影响清洁度的判断，阴道清洁度的最佳判断时间为排卵期，决定因素为卵巢功能和阴道杆菌。正常阴道清洁度为Ⅰ～Ⅱ级；Ⅲ～Ⅳ级提示阴道炎症。

43. CE 慢性细菌性前列腺炎主要致病因素为病原体逆行感染为主，致病菌与急性前列腺炎类似，大肠埃希菌是常见致病菌，其次为葡萄球菌属、棒状杆菌属及肠球菌属等。有尿频、尿急、尿痛，排尿时尿道不适或灼热。排尿后和便后常有白色分泌物自尿道口流出。前列腺液检查可见白细胞 10 个/HP，卵磷脂小体数量减少；慢性细菌性前列腺炎治疗中复发率高，治疗时间长，单纯西医治疗效果不理想。

44. BCD 一期止血：血管收缩（损伤性刺激反射性收缩血管）；血小板血栓形成（内皮下胶原暴露，引起血小板聚集及黏附）。

45. DE 血管损伤后，内皮下组分暴露，胶原、微纤维等可引起血小板聚集及 ADP、TXA2 释放，vWF 与内皮下胶原结合并介导血小板黏附于内皮下，在损伤局部形成血小板血栓；内皮细胞损伤时，组织因子入血启动外源性凝血。

三、共用题干单选题

46. D B 细胞的主要功能是产生各类抗体，抗体在外周血中含量很高，检测方法非常成熟，通过检测血清中各类抗体的水平实际是对 B 细胞的功能进行判定，临床上很少进行体外 B 细胞功能试验。

47. B T 淋巴细胞功能测定可分为体内实验和体外实验，体内实验主要是进行迟发性超敏反应，体外试验主要包括淋巴细胞对抗原或有丝分裂原刺激后的增殖反应、细胞毒性试验及淋巴细胞分泌产物的测定。反向溶血空斑试验、血清中各类抗体水平测定、酶联免疫斑点试验均是 B 细胞功能判定的方法。

48. D 性联无丙种球蛋白血症为 B 细胞生成障碍，淋巴细胞亚群计数一般以 CD19+ 来判断为 B 细胞。

49. E 慢性胰腺炎是由于各种因素造成的胰腺组织和功能的持续性，永久性损害。胰腺出现不同程度的腺泡萎缩、胰管变形，纤维化及钙化，并出现不同程度的胰腺外分泌和内分泌功能障碍，临床上主要表现为腹痛、腹泻或脂肪泻、消瘦及营养不良等胰腺功能不全的症状。

50. B 慢性胰腺炎急性发作时血白细胞升高，各种胰酶活性增高，发作间期胰酶活性正常或偏低，最佳检查项目为血、尿淀粉酶检查。

51. A 重症胰腺炎临床表现有：腹痛、黄疸、休克、高热、呼吸异常、消化道出血、腹水、血尿淀粉酶均升高等。

52. C 暂时性低钙血症（<2mmol/L）常见于重症胰腺炎，低血钙程度与临床严重程度平行。

53. E 变形杆菌属是氧化酶阴性，苯丙氨酸脱氨酶阳性的革兰阴性杆菌。

54. A 有鞭毛的变形杆菌，运动非常活泼，在普通培养基表面可形成特殊的迁徙生长现象。若在培养基中加入 0.1% 的苯酚，变形杆菌鞭毛的形成就会受到抑制，失去鞭毛，则无此现象。

55. A 普通变形杆菌靛基质和麦芽糖均阳性，鸟氨酸脱羧酶阴性；奇异变形杆菌靛基质和麦芽糖均阴性，鸟氨酸脱羧酶阳性。

56. A 在本题的五个选项中只有骨髓增生减低，红系占19%与铁粒幼细胞贫血的病理改变不符合。

57. B 骨髓涂片检查是排除骨髓增生异常综合征首选的实验室检查。

58. D 患者实验室检查：WBC $2.6 \times 10^9/L$，Hb 68g/L，RBC $2.5 \times 10^{12}/L$，MCV 138fl，MCH 27.2pg，MCHC 197g/L，血小板 $80 \times 10^9/L$。说明患者血象为全血细胞减少，且为大红细胞贫血，故可能的诊断是铁粒幼细胞贫血。

59. C 化脓性感染的白细胞直方图为大细胞区增高，小细胞区明显降低。

60. B Hb 110g/L，RBC $4.0 \times 10^{12}/L$，WBC $18.5 \times 10^9/L$。LYM 0.08，MID 0.06，GRAN 0.86，涂片中性杆状核粒细胞增多，胞质中可见中毒颗粒和空泡。可基本诊断为化脓性感染。

61. A 荧光显微镜下呈现黄绿色荧光的真菌有：白假丝酵母菌、球孢子菌。

62. C 果氏环六亚甲基四胺银染色（GMS）和亚甲蓝染色，可以检出包囊和滋养体两种形态。

63. B 荧光素染色，可以确定上皮损伤范围。亚甲蓝染色可以检出包囊和滋养体两种形态。

64. D 腺癌细胞常伴有黏液产生，检测黏液需要特殊的染色，尤其在分化差的肿瘤。黏液的检测有时能够鉴别实性腺癌与其他形态表现一样的大细胞癌。所以高碘酸－雪夫染色是主要鉴别腺癌细胞和原始淋巴细胞的手段。

65. C 它与细胞中 DNA 和 RNA 结合量存在差别，可发出不同颜色的荧光，与 DNA 结合量少发绿色荧光，与 RNA 结合量多发橘黄色或橘红色荧光。该染料具有膜通透性，能透过细胞膜，使核 DNA 和 RNA 染色。因此，在荧光显微镜下观察，吖啶橙可透过正常细胞膜，使细胞核呈绿色或黄绿色均匀荧光；而在凋亡细胞中，因染色质固缩或断裂为大小不等的片断，形成凋亡小体。吖啶橙使其染上致密浓染的黄绿色荧光，或黄绿色碎片颗粒；而坏死细胞的黄色荧光减弱甚至消失。吖啶橙 AO 常与溴化乙啶 EB 合用双染，因 EB 只染死细胞使之产生橘黄色荧光，由此可区分出正常细胞、凋亡细胞及坏死细胞。

四、案例分析题

66. ABD 肠易激综合征和肠结核出现便秘和腹泻交替。血吸虫病和钩虫病血液常规检测嗜酸性粒细胞计数常增高，很少有里急后重感。

67. BC 粪便常规检查和粪便细菌培养可进行病原学确诊。血吸虫抗体检测、结核抗体检测、癌胚抗原分别用于诊断血吸虫病、肠结核和直肠癌，尿常规检查为非必要检测项目。

68. AD 进行粪便常规检查时，送检标本的要求有标本需新鲜、选取异常成分的粪便等，患者如需粪便检查应在灌肠或服用泻剂前标本送检，选用干净干燥塑料容器，不需要无菌，检查前 3 天无需禁食肉类食物及铁剂。

69. E 肠出血、阿米巴性阑尾炎、肠穿孔、结肠肉芽肿为肠道并发症，阿米巴肺脓肿、阿米巴肝脓肿、阿米巴脑脓肿为肠外并发症，其中肝脓肿最常见。

70. ABCDEF 肺吸虫病是由并殖吸虫引起的急性或慢性的地方性寄生虫病。与居民生吃或吃半生的溪蟹和喇蛄的生活习惯相关。成虫主要寄生于肺部，由于出血和炎症反应，脏器表面广泛性炎症及粘连，局部逐渐形成囊肿或虫卵结节。患者有发热、腹痛，嗜酸性粒细胞增多等症状。病原学诊断：①痰或粪便找到虫卵即可确诊；② 手术摘除皮下结节，找到童虫或典型的病理变化即可确诊。免疫学诊断：皮内实验适用于普查；酶联免疫吸附试验较敏感，特异，阳性率可达 94% ~100%；循环抗原检测，敏感性和特异性高，可作早期诊断和疗效考核。

71. D 肺吸虫通过生食或食未熟的蟹等水生生物感染。

72. ABCDF 预防措施是预防食不熟的食物，积极个人防护，加强卫生宣传，预防治疗患者再次感染；水不能传播钩虫病。

73. B 肺吸虫常见寄生于肺。

74. D 肺吸虫防治应加强宣传教育，不生吃溪蟹和喇蛄，首选治疗药物为吡喹酮。

75. F 患者 ALT、AST、GGT 都升高，HBV-M、HCV-M 及 HBV DNA 阴性，肝脾轻度肿大，考虑 AIH。

76. ADEF 应进行蛋白电泳和自身免疫抗体检查。

77. D AMA 是一种自身抗体，有助于与原发性胆汁性肝硬化进行鉴别诊断。

78. G 猩红热起病急，高热，出疹的特点为起始于耳后、颈部、腋下等处，24小时遍及全身，在潮红的皮肤上出现红色小丘疹，且压之褪色，草莓舌，口周较苍白也为此病特点。麻疹要发病 4 天后出疹。风疹的全身症状较轻，发热 1~2 天出疹，最先见于面部。幼儿急疹，突然高热，持续 3~4 天，热退后出现皮疹为特点。

79. ABEG optochin 试验可鉴别肺炎链球菌；CAMP 试验为 B 群链球菌的筛选试验；杆菌肽试验为 A 群链球菌的初筛试验；胆汁七叶苷试验可鉴别肠球菌与其他D 群链球菌。

80. ABE 发病后，注意休息，应做好隔离。首先青霉素治疗，对其过敏者可选用红霉素和头孢唑啉等。

81. EF 慢性前列腺炎患者应为下腹部和会阴部疼痛，可有放射性疼痛，以下腰部疼痛最为多见。

82. AB 患者既往有慢性前列腺炎病史，结合症状应首先考虑慢性前列腺炎，故应行肛门指检及前列腺液检查以明确诊断。

83. D 慢性前列腺炎无全身中毒症状。WBC 增多达 10 个/HP 以上，而且成簇分布，见于慢性前列腺炎。卵磷脂小体减少见于前列腺炎。前列腺颗粒细胞增多见于老年人、前列腺炎。红细胞增多见于前列腺炎、前列腺炎结石、恶性肿瘤。白细胞增多见于慢性前列腺炎。有尿频、尿急、尿痛症状，直肠指检饱满、增大、质软、轻度压痛，B 超显示前列腺结构不清。

84. BCD 大多数的慢性前列腺炎属于慢性非细菌性前列腺炎，如有病原体感染（如衣原体、支原体感染），则要适当应用广谱抗生素；伴有尿频、尿道、睾丸、腹股沟、腹内侧疼痛等，加强对症治疗，可以采用物理治疗，也可以采取射频、局部热疗和热水坐浴等方式缓解。

85. ABCDEGH 静脉血栓形成的主要病因是静脉壁损伤、血液淤滞、血液高凝状态等，好发于老年人、恶性肿瘤者、偏瘫者、产妇及妊娠晚期者，可由各种制动状态、外科手术和创伤诱发。主要病因包括：静脉壁损伤；血液淤滞；血液高凝状态。肾病综合征、血液性疾病、风湿免疫性疾病、肿瘤患者、妊娠期妇女都是高凝状态的危险人群。为了明确其发生的病因常用的检查项目有抗凝血酶活性测定、蛋白 C 或蛋白 S 活性测定、抗心磷脂抗体、抗 β_2-糖蛋白抗体测定、狼疮抗凝物质测定、α_2-纤溶酶抑制物、纤溶酶原水平测定、F Ⅷ活性测定、同型半胱氨酸水平测定。

86. ACGH 静脉血栓发生的原因有：PC 和 PS 含量减低；FDP、D-二聚体含量增高；同型半胱氨酸水平增高；部分患者血小板功能亢进（β-TG、PF4）升高；抗凝血酶活性降低；F Ⅷ活性升高等。

87. ABCD 患者血同型半胱氨酸水平增高，为了选择最佳的治疗方法还需要检测：叶酸水平、维生素 B_{12}、MTHFRC677T多态性位点检测、MTHFR、CBS 基因检测。

88. A 遗传性高同型半胱氨酸血症是一种常染色体隐性遗传病，它是由血浆当中的同型半胱氨酸含量升高导致的。高同型半胱氨酸血症是冠心病、脑卒中的独立危险因素，是心脑血管疾病的重要预测因子。

89. E 考虑患者为血源性金黄色葡萄球菌肺炎，X 线特征：多样性与易变性，可有肺脓肿，脓胸，肺气囊肿等。

90. ACE 培养是感染检测的金标准，患者疑为血源性金黄色葡萄球菌肺炎，因此可进行血培养和痰培养。也可取血、痰标本或肺泡灌洗液检测金黄色葡萄球菌核酸。

91. C 耐甲氧西林金黄色葡萄球菌携带 mecA 耐药基因，可采用荧光定量 PCR 进行快速检测。

92. B B 超不支持尿路结石的诊断，输尿管肿瘤一般表现为无痛性，急性阑尾炎有腹部压痛。该患者临床表现最符合尿路感染。急性肾小球肾炎常有肉眼血尿。

93. BCD 该患者可能为尿路感染，此时应进一步做血常规、尿常规和尿细菌培养明确诊断。

94. B 有尿频、尿急、尿痛，伴脓尿发热的腰痛常见于急性肾盂肾炎；尿频、尿急与尿痛同时出现，伴脓尿有或无发热见于急性膀胱炎；伴阴部坠感，肛门下坠，腰背酸痛放射到腹股沟睾丸及股部，见于急性前列腺炎；伴血尿见于膀胱结核，常同时有结核感染的全身症状。尿频、尿急伴排尿终末疼痛，见于输尿管末端结石。40 岁以上无痛性血尿，尿频、尿急、尿痛后出现血尿，见于膀胱癌，一般少见乳白色浑浊尿液，与该患者有腹部压痛与肾区叩痛不相符。真菌性支原体尿路感染患者一般细菌培养阴性。

95. C 尿路感染最常见的致病菌是大肠埃希菌，它会引起尿道黏膜发生炎性变，从而使患者出现尿频、尿痛、尿急等症状，甚至还有可能造成血尿，蛋白尿等情况的发生，从而严重危害患者的身体健康。

96. ABDF 尿亚硝酸盐试验 NIT 阳性的细菌有大肠埃希菌、变形杆菌、克雷伯菌、葡萄球菌，肺炎链球菌和真菌为阴性。

97. C 本题患者白细胞、血小板、血红蛋白低下，红细胞大小不均，可见到巨大红细胞符合骨髓增生异常综合征的血象标准（一系或多系血细胞减少，半数以上全血细胞减少。成熟红细胞明显大小不一，形态异常）。本题患者骨髓活组织检查红系增生且形态异常，ALIP（＋）。ALIP（前体细胞异常定位）指骨髓活检时在骨小梁旁区或骨小梁间区出现 3 ~5 个或更多原始粒细胞、早幼粒细胞呈簇状聚集的现象，是骨髓增生异常综合征最具特征性的骨髓检查异常表现。所以患者最可能的诊断是骨髓增生异常综合征。

98. BCDF 骨髓按其组成和功能分为红骨髓和黄骨髓，红骨髓主要由造血细胞组成，是参与造血的骨髓，有着活跃的造血功能。不同年龄的人群红骨髓分布不同。红骨髓主要由不同阶段的造血细胞、结缔组织、血管及神经等组成。所以骨髓造血组织增生程度与年龄相关。石蜡包埋骨髓组织做免疫组化、PCR 等较为简便。塑料包埋骨髓组织有利于观察细胞内结构。网状纤维和网状细胞构成造血组织的支架。

99. BCDE 仅仅观察涂片时，抽取骨髓液量不宜过多，一般以小于 0.2ml 为宜，以免导致骨髓液被血液稀释。制片的角度及速度取决于骨髓液细胞成分，成分多，骨髓黏稠，应取较小角度，速度较慢；反之，角度大，速度相对快。临床上常用的穿刺部位包括胸骨、棘突、髂骨、胫骨等处。骨髓涂片 6～10 张为宜，并要求取外周血涂片同时送检。使用载玻片时只能手持载玻片边缘，切勿触及载玻片表面，以免污染载玻片表面。载玻片应保持清洁干燥、中性、无油腻。骨髓穿刺过程中要严格遵守无菌操作，严防骨髓感染。

100. ACEFG 大部分患者能成功地取出供细胞学检查所用的骨髓，但在一些疾病如白血病、骨髓纤维化或者骨髓增生异常综合征中，骨髓间质成分有不同程度的增加，尤其是纤维化组织变化比较明显。如果间质过度增殖，会导致骨髓组织缺乏并且骨髓穿刺会非常的困难，骨髓抽吸会产生缺陷或者完全抽吸不到骨髓（"干抽"）。若用穿刺针针管内的存留物涂片染色、镜检，常因取材少而影响结果判断。发生"干抽"时，可采用骨髓活检针经皮环钻至骨髓腔获取骨髓活组织进行检查。肿瘤骨髓浸润时肿瘤细胞要破坏骨髓正常造血组织及骨组织，也会导致骨髓"干抽"。

全真模拟试卷（六）答案解析

一、单选题

1. C 脾脏是人体中最大的外周淋巴器官，位于左上腹部。脾的主要功能是过滤和储存血液。

2. C 肝细胞以胆固醇为原料合成的胆汁酸。

3. C 聚乙二醇（PEG）是一种无电荷的线性分子结构的多糖，具有较强的脱水作用，可引起蛋白质的沉淀。PEG 沉淀法检测 CIC 时，PEG 最终浓度是 3% ~ 4%，其浊度与血清中 CIC 含量相关，2% PEG 只能沉淀大分子，>5% PEG 选择沉淀 CIC 的特性消失。

4. A 由 Westgard 等人推荐的广泛使用的多规则控制方法即 Westgard 多规则技术是第二代临床检验质量控制技术。

5. A 控制图是由 Shewhart 最先提出的。

6. C 人体内红细胞平均寿命要在 120 天左右。

7. D BCR 可直接识别游离抗原，不需 APC 提呈，不受 MHC 限制。

8. B 补体激活途径有经典途径、替代途径和 MBL 途径，其中替代途径是由病原微生物的细胞壁成分提供接触表面，从而启动补体的激活。

9. B 由于白细胞相对于血液的其他成分而言，体积更大一些，所以在推片的过程多位于涂片的尾部和两侧。通常涂片尾部嗜中性粒细胞较多，淋巴细胞较少，单核细胞沿涂片的长轴均匀分布。幼稚细胞分布在涂片的尾部和边缘，淋巴细胞、嗜碱性粒细胞分布在涂片头部和体部。

10. C 维生素 K 缺乏时，活化部分凝血活酶时间（APTT），内源凝血系统因子合成障碍，可以造成 APTT 不同程度地延长。

11. B 一个操纵子只含有一个启动序列及数个可转录的编码序列。操纵子的基因表达调节系统是以 DNA 为模板转录合成 mRNA 过程中的调节，属于转录水平的调节。

12. C 肺炎支原体菌体呈细短细丝状，长 2 ~ 5μm，外观呈典型的酒瓶状，其可从口腔、呼吸道分离，通过飞沫传播，是人类原发性非典型肺炎的主要病原体之一，其顶端结构是致病的主要结构基础。

13. C 猩红热首选青霉素，每日 3 万 ~ 5 万 U/kg，分 2 次肌内注射，疗程 7 ~ 10 天，青霉素过敏者可选用红霉素、头孢霉素等药物。

14. B 精液检查前应向患者解释精液标本采集方法、禁欲时间（2 ~ 7 天）、标本采集前排尿等。不能用乳胶安全套作为容器，以免影响精子的活动力。阴道分泌物标本采集容器和器材要清洁干燥，不含任何化学物质或润滑剂。阴道毛滴虫是寄生在人体阴道和泌尿道的鞭毛虫。

15. E 滴虫性阴道炎能通过性接触或污染的物品传播，分泌物呈泡沫状脓性。

16. A 高脂血症 I 型血清外观为奶油样表层，下层透明；该患者的血浆下层较透明，而表面为奶油层符号高脂血症 I 型的表现。

17. D 尿糖高并不一定都是糖尿病，有多种疾病均可引起，如肾性糖尿病（肾小管重吸收功能低下所致，多见于慢性肾炎、肾病综合征、家族性糖尿病及新生儿糖尿病等）。血中的葡萄糖称为血糖，病理性增高：各种糖尿病、慢性胰腺炎、心肌梗死、甲状腺功能亢进、肾上腺功能亢进、颅内出血等。所以血小板性紫癜和血糖、尿糖高没有直接关系，肾病综合征、Fanconi 综合征、先天性肾性糖尿病可能会有尿糖高的临床症状，但是只有甲亢因为由于甲状腺合成释放过多的甲状腺激素，造成机体代谢亢进和交感神经兴奋，而引起血糖、尿糖高。

18. A ST 段抬高是指 ST 段的水平高于基线的水平，这常见于急性心肌缺血、急性心肌梗死、变异性心绞痛、急性心包炎、病毒性心肌炎以及早期复极综合征等疾病。本患者心电图出现了 ST 段抬高，首先考虑是发生了急性心肌梗死。

19. C 受精卵着床不久后滋养细胞就开始产生 hCG，到妊娠第 8～10 周达到峰值，持续 1～2 周后迅速减低，以后逐渐下降并以 1/10～1/5 的峰值水平维持到分娩。

20. D 40%～60% 的 MDS 患者具有非随机的染色体异常，其中以 -5/5q -、-7/7q -、+8、20q - 和 -Y 最为多见。MDS 伴孤立 del（5q）综合征中可以出现 -7 或 del（7q）之外的染色体异常。在无 MDS 诊断性细胞形态学特征时，仅存在 +8、-Y 或 del（20q），不能诊断为 MDS。

21. C IL-4 促进 B 细胞 MHC Ⅱ 类抗原、FcεRⅡ/CD23 和 CD40 的表达，并增强 B 细胞提呈抗原能力，使免疫系统对抗原刺激发生免疫应答。成熟 B 细胞接受抗原刺激后，在抗原提呈细胞和 Th 细胞的辅助下成为活化 B 细胞，进而分化为浆细胞，合成和分泌各类免疫球蛋白。

22. B 结核菌素试验原理：当将蛋白注入皮内后，如受试者已感染结核分枝杆菌，则结核菌素与致敏淋巴细胞特异性结合，在局部释放淋巴因子，形成迟发型超敏反应性炎症，若受试者未感染结核分枝杆菌则无反应。结果阴性，说明无结核感染，但应考虑下述情况：如受试者处于原发感染的早期，或正患有其他传染病（如荨麻疹等）、霍奇金淋巴瘤、结节病、艾滋病，或者患者抵抗力极度低下，对结核菌素没有反应能力。

23. D 真性红细胞增多症诊断标准需要同时符合下述 2 个主要标准和 1 个次要标准，或第一个主要标准和 2 个次要标准。1. 主要标准：①男性 Hb >185g/L，女性 Hb >165g/L，或有红细胞容量增高的其他证据；②出现 JAK2 - V617F 或类似突变。2. 次要标准：骨髓活检示全血细胞明显增生，尤以红系、粒系和巨核系更明显；血清 EPO 水平下降；体外试验证实有内源性红系集落形成。本题患者女性，Hb 185g/L，无感染及其他原因引起白细胞计数多次 17×10^9/L，血小板计数 665×10^9/L，符合真性红细胞增多症主要标准，所以首先考虑真性红细胞增多症。

24. B 黏液细胞指分泌黏液的上皮细胞，细胞呈柱状。

25. C HIV 感染人体后，细胞免疫功能受损，出现 $CD4^+$T 淋巴细胞进行性减少，$CD8^+$T 细胞不变，$CD4^+$/$CD8^+$T 细胞比值倒置现象。

二、多选题

26. AC 引起新生儿溶血病以 ABO 系统为最多，次为 Rh 系统。

27. ABC 化脓性脑膜炎中葡萄糖含量下降，但不确定是否会降到一半，氯化物含量降低。

28. ACD 枸橼酸钠可减低、减缓凝血因子 V 活性，故常用于凝血检查、红细胞沉降率测定。因其毒性小，是血液保养液成分之一。

29. BCE 包膜主要来源于宿主细胞膜成分，为磷脂层和膜蛋白，不包括肽聚糖。

30. ACD 肾小管性蛋白尿以小分子蛋白为主；尿圆盘电泳图谱以小分子蛋白为主。

31. CD 阿米巴肺脓肿痰液颜色是棕褐色，金黄色葡萄球菌肺炎可以为黄绿色的脓臭痰，急性肺水肿患者会出现有粉红色泡沫样痰液。

32. ABCDE 免疫细胞是指参与免疫应答或与免疫应答相关的细胞。发挥抗肿瘤细胞免疫效应的免疫细胞包括 T 细胞、NK 细胞、吞噬细胞、树突状细胞、LAK 细胞。

33. BCDE 双向琼脂扩散无法对抗原抗体进行定量。

34. ABCDE 病毒是一类非细胞型微生物，由核酸和蛋白质构成。病毒特点：体积小，能通过除菌滤器；结构简单，只含有一类核酸（DNA 或 RNA）；缺少编码线粒体和核糖体的基因，必须在活细胞内寄生，并以复制的方式繁殖后代，对抗菌药物不敏感，对干扰素敏感。

35. ABE 对人类致病的主要是空肠弯曲菌和胎儿弯曲菌胎儿亚种。前者是人类腹泻最常见的病原菌之一，后者在免疫功能低下时可引起败血症、脑膜炎等。可用萘啶酸敏感试验、头孢噻吩敏感试验、醋酸吲哚水解试验等一系列实验鉴别。

36. ABCE 影响 DNA Tm 值的因素：①DNA 碱基组成：C - G 含量越多，Tm 值越高；A - T 含量越多，Tm 值越低；②溶液的离子强度：在低离子强度中，Tm 较低，解链的温度范围较宽；在高离子强度中，Tm 值较高，解链的温度范围较窄；③pH：当溶液的 pH 在 5 ~ 9 范围内，Tm 值变化不明显；当 pH > 11 或 pH < 4 时，

Tm 值变化明显；④变性剂：各种变性剂主要是干扰碱基堆积力和氢键的形成而降低 Tm 值；⑤DNA 双链自身的长度。

37. ABCE 冠心病的危险因素包括可改变的危险因素和不可改变的危险因素。了解并干预危险因素有助于冠心病的防治。可改变的危险因素有：高血压，血脂异常（总胆固醇过高或低密度脂蛋白胆固醇过高、三酰甘油过高、高密度脂蛋白胆固醇过低）、超重/肥胖、高血糖/糖尿病，不良生活方式包括吸烟、不合理膳食（高脂肪、高胆固醇、高热量等）、缺少体力活动、过量饮酒，以及社会心理因素。不可改变的危险因素有：性别、年龄、家族史。此外，与感染有关，如巨细胞病毒、肺炎衣原体、幽门螺杆菌等。冠心病的发作常常与季节变化、情绪激动、体力活动增加、饱食、大量吸烟和饮酒等有关。结合选项可知冠心病的危险因素：①胆固醇增高；②三酰甘油增高；③低密度脂蛋白胆固醇增高；④Lp（a）增高。

38. ACDE 红细胞自身凝集试验其基本原理是抗人 O 型红细胞的单克隆抗体能与任何种血型的红细胞结合，但不引起凝集反应，这种抗体与另一特异性抗体连接成的双功能抗体，可用于检测标本中的抗原或抗体；如与特异性抗原连接，则可用于检测标本中的抗体。这一试验与间接血凝试验的区别在于反应中的红细胞是未经致敏的受检者新鲜红细胞，因此反应中的标本为受检者的全血。自身红细胞凝集可用于 HIV 抗体、HBsAg 的检测，灵敏度与间接血凝试验相仿。

39. ACDE IgM 由 1 个 J 链和二硫键连接成五聚体构成，IgM 占血清免疫球蛋白总量的5% ~10%，血清浓度约1mg/ml。单体 IgM 以膜结合型（mIgM）表达于细胞表面，构成 B 细胞抗原受体（BCR）。分

泌型 IgM 为五聚体，是分子量最大的免疫球蛋白，沉降系数为 19S，称为巨球蛋白，一般不能通过血管壁，主要存在于血液中，是天然的血型抗体。IgG 才存在于胎儿和脐带中，若出现针对某微生物的 IgM，则一般为病理情况，表示可能有宫内感染。

40. BE 滴虫性阴道炎白带增多变泡沫状脓性，检查滴虫时，应注意标本保温（37℃），并立即送检。只需将取自后穹隆的阴道分泌物经盐水混悬后，不必染色，用普通显微镜检查，可立即作出诊断。很容易观察到鞭毛的快速伸展运动和卵圆形原虫的冲刺活动。在室温的外界环境中，阴道毛滴虫活动能力很强，低温时（3℃ ~ 5℃）活动能力明显减低，但也能活 21 天，干燥时易死亡。

41. ABCD CPD（C：枸橼酸三钠，P：磷酸盐，D：葡萄糖）保存时间为 21 天、AS（枸橼酸钠，枸橼酸，葡萄糖，氯化钠）保存时间为 42 天，CPDA（C：枸橼酸三钠，P：磷酸盐，D：葡萄糖，A：腺嘌呤 A）保存时间 35 天，ACD（A：枸橼酸钠，C：枸橼酸三钠，D：葡萄糖）保存时间 21 天。

42. ACE 胎儿先天缺陷的母体血清筛查指标有甲胎蛋白，hCG，游离雌三醇 E_3 和妊娠相关蛋白 PAPP - A。

43. ABCDE 影响血栓弹力图的因素主要有红细胞的聚集状态、红细胞的刚性、血凝的速度、纤维蛋白溶解系统的活性高低及血小板的功能状态等。

44. BCE 血管内皮细胞合成并释放内皮素，是血管发生收缩，血流缓慢有利于凝血因子和血小板在局部聚集，促进止血和血栓形成；血小板活化因子在达到一定浓度时，可直接引发血栓形成；纤溶酶原活化抑制物与血液中 t - PA 和 u - PA 形成复合物，抑制其活性，阻止血凝块溶解，

加强止血作用。

45. ABCDE 红细胞膜在红细胞生活过程中起重要作用，除了维持红细胞的正常形态，还与外界环境发生一切联系和反应，如物质运输、免疫、信息传递和药物的作用等，这些作用都必须通过红细胞膜。因此，红细胞膜的功能包括屏障作用、半透性、免疫性、可变性、受体特性等。

三、共用题干单选题

46. D 少尿是指 24 小时尿量少于 400ml，或每小时尿量持续小于 17ml（儿童 <0.8ml/kg）。生理性少尿：多见于机体缺水或出汗过多，少尿可能在机体出现脱水的临床症状和体征之前。病理性少尿：如急性肾衰、慢性肾病。

47. D 少尿的病因常见于：①肾前性少尿：由于各种原因造成肾血流量不足，肾小球滤过率减低；②肾后性少尿：多是由各种原因所致的尿路梗阻引起；③肾性少尿：因肾实质的病变导致肾小球和肾小管功能损害所致。

48. E 泌尿生殖系统疾病是引起血尿最常见的原因（约占98%），如肾或尿路结石、结核、肿瘤，各型肾小球肾炎、肾盂肾炎、多囊肾，肾下垂、肾血管畸形或病变，以及生殖系统炎症、肿瘤、出血（如前列腺炎、肿瘤、输卵管炎、宫颈癌等）。

49. C ①少尿分为生理性少尿和病理性少尿。患者是病理性少尿，造成病理性少尿的原因通常是急性肾衰、慢性肾病等；②血尿：泌尿生殖系统疾病是引起血尿最常见的原因，约占98%，如肾或尿路结石、结核、肿瘤，各型肾小球肾炎、肾盂肾炎、多囊肾，肾下垂、肾血管畸形或病变，以及生殖系统炎症、肿瘤、出血（如前列腺炎、肿瘤、输卵管炎、宫颈癌等）。患者同时具有少尿和血尿的症状，所以，

首先应该进行肾脏的检查。

50. C 急性淋巴细胞白血病：骨髓增生极度或明显活跃，少数病例呈增生活跃，以原始和幼稚淋巴细胞为主，大于30%，伴有形态异常，粒细胞系统增生受抑制，红细胞系统增生也受抑制。巨核细胞系显著减少或不见，血小板减少。退化细胞明显增多，涂抹细胞多见，这是急淋的特征之一。其临床症状为发热、贫血、出血、肝脾肿大、淋巴结肿大、呕吐、食欲缺乏等症状。

51. B 急性淋巴细胞白血病的诊断，主要是靠骨髓细胞学检查和末梢血常规的检查。

52. B 蛋白质区带电泳是血清蛋白的经典分析方法，血清（或尿液）标本中不同性质的蛋白质可明显分开形成不同的区带，通过正常的电流图谱进行比较分析，很容易发现患者电泳图谱不一狭窄而浓缩的集中带，即M区带，这是由于M蛋白的化学结构高度均一，因而其电泳迁移率十分一致。可用于单株免疫球蛋白病的过筛。

53. E 在伴随肾病综合征、急性时相反应或高脂蛋白血症时，在α_2-球蛋白位置上可出现假性单克隆免疫球蛋白区带；结合珠蛋白大量增高、血红蛋白复合物的增多，可使$\alpha_2 \sim \beta$部位出现假性免疫球蛋白区带；用血浆做电泳（含纤维蛋白原）或细菌污染样本时，在$\beta \sim \gamma$部位可出现假性单克隆免疫球蛋白区带；而类风湿因子阳性血清、陈旧的样本或尿素症患者血清以及溶菌酶增高者均可引起在γ部位出现额外区带；在冷球蛋白血症时，则可能出现假阴性结果。非分泌型骨髓瘤患者血清蛋白区带电泳中不能检出单克隆丙种球蛋白的M区带。

54. E 蛋白质区带电泳是血清蛋白的经典分析方法，血清（或尿液）标本中不同性质的蛋白质可明显分开形成不同的区带，通过正常的电流图谱进行比较分析，很容易发现患者电泳图谱不一狭窄而浓缩的集中带，即M区带，这是由于M蛋白的化学结构高度均一，因而其电泳迁移率十分一致。如果将这些区带电泳图谱扫描，还可计算出异常蛋白的含量和百分比。这种M区带较多见于γ或β区，偶亦可见于α区。M区带的电泳位置可大致反映出免疫球蛋白的类型，IgG型多位于α区至γ慢区，IgA型多位于γ_1与β区，IgM型多位于β_2或γ区，IgD型多位于β或γ区。但是区带电泳不能完全确定免疫球蛋白的类型，最终确定还需用特异性抗体进行鉴定。

55. E 免疫固定电泳技术（IFE）是一种包括琼脂凝胶蛋白电泳和免疫沉淀两个过程的操作。检测标本可以是血清、尿液、脑脊液或其他体液。轻链病是指仅产生κ或λ单克隆轻链，血清蛋白电泳不出现M蛋白，在尿中称为本-周蛋白的疾病，尿本-周蛋白阳性，轻链病包括10%~15%的单克隆免疫球蛋白病，它多出现在IgG骨髓瘤（60%）和IgA骨髓瘤（16%）病中。

56. D 茶碱可迅速而完全经胃肠道吸收，约2.5h达峰浓度。成人生物利用度接近100%。茶碱血浆蛋白结合率约56%，可迅速在体内达分布平衡，多数个体分布呈单室模型，但部分个体呈二室分布模型。成人表观分布容积约0.5L/kg，新生儿及早产儿增大。茶碱约90%由肝脏代谢，仅8%左右以原型从肾脏排泄。

57. A 地高辛的药动学模型是二室模型。

58. B 药代动力学将药物浓度按房室模型进入处理，即相同浓度的组织或器官定义为一个房室，其中苯妥英钠的游离药物分布呈单室模型。

59. B 新生隐球菌荚膜抗原乳胶凝聚试验能够直接检查到隐球菌的存在，所以比其他方法都要直观。

60. C G 试验是一种真菌检测试验，主要是对真菌的细胞壁成分 $1,3-\beta-D-$葡聚糖进行检测。实验结果的变化不可能早于临床症状，只有当临床症状出现时，才会重新做实验检测结果。

61. C 类风湿因子中会存在变性 IgG 或 EB 病毒，干扰新生隐球菌荚膜抗原乳胶凝聚试验，所以易成假阳性。

62. C 本题患者 pH 7.32，PCO_2 为 70mmHg，TCO_2 为 36mmol/L。在病情严重时使用了人工呼吸器，可以考虑由于外呼吸通气障碍而致 CO_2 排出受阻，引起了原发性 CO_2 升高。血液的 pH 在 7.35~7.45 之间。机体通过各种调节机制将体液酸碱度维持在一定范围内，称为酸碱平衡。pH < 7.35 为酸中毒，pH > 7.45 为碱中毒。PCO_2 > 45mmHg 时为高碳酸血症，提示肺通气不足，见于呼吸性酸中毒或代谢性碱中毒代偿期。二氧化碳总量是指血浆中各种形式存在的 CO_2 总量，参考区间是 23~28mmol/L。临床意义是 TCO_2 增高见于代谢性碱中毒或呼吸性酸中毒；TCO_2 降低见于代谢性酸中毒或呼吸性碱性中毒。所以本题患者提示代偿性呼吸性酸中毒。

63. C 实际碳酸氢盐（AB）是指血浆中 HCO_3^- 的实际浓度。$ctCO_2p$ 指血浆中 CO_2 的总量。通过下列计算公式可得 33.9。计算公式 $HCO_3^- = ctCO_2p - 0.0307 \times PCO_2 = 36 - 0.0307 \times 70 = 33.9$。

64. A 阴离子间隙（AG）为未测定阴离子（UA）与未测定阳离子（UC）之差。通过如下计算公式计算出 AG 为 14.6，计算公式为 AG（mmol/L）=（UA - UC）= $Na^+ + K^+ - （Cl^- + HCO_3^-）= 136 + 4.5 -$

$(92 + 33.9) = 14.6$。

65. B 血液中的气体主要是指血液中的 O_2 和 CO_2。有机体与外界环境进行气体交换的过程称为呼吸。在呼吸过程中有机体从外界环境摄取氧气，并将代谢过程中产生的二氧化碳排出体外。血液的功能是将肺吸入的 O_2 运至组织，同时将代谢过程中产生的 CO_2 运至肺部而排出体外。如果人工呼吸器的速率过快，即呼吸频率过高，提示肺通气过度，过度换气，CO_2 的排出速度超过生成速度，导致 CO_2 减少，$PaCO_2$ 下降而引起呼吸性碱中毒。

四、案例分析题

66. AC 该患者典型临床表现：血尿、皮肤紫癜有出血点、类风湿因子阴性可排除肾脏和免疫性疾病，诊断为紫癜类疾病。

67. DEH 紫癜类疾病的主要临床表现是出血。所以进一步明确诊断，应检查机体止血功能。机体的止血功能是由血小板、凝血系统、纤溶系统和血管内皮系统等的共同作用来完成的。凝血功能检查为止血功能缺陷的筛检试验。血小板自身抗体，可导致血小板破坏增加或生成障碍，使循环血小板显著减少。骨髓检查可用于造血系统疾病的诊断，如对白血病的鉴别诊断、各种贫血的鉴别诊断、多发性骨髓瘤和血小板增加或减少性疾病的诊断。总补体的测定主要反映补体经传统途径活化的活性程序。血型抗体是体内免疫系统所产生的针对血型抗原发生特异性反应的一类免疫球蛋白类物质。免疫复合物是抗体与抗原结合所得到的一种复合物，是由各种免疫细胞、吞噬细菌、病毒，致敏物质共同死亡后结合而形成的。抗核抗体是一组对细胞核内的 DNA、RNA、蛋白或这些物质的分子复合物产生的自身抗体。当肾小球的滤过率超过正常的 40% 时，患者就会出现白蛋白尿。

68. ACE 紫癜性肾炎的证据为近期感染史，血尿，皮肤出血点。

69. BCEG 2 个月前大量使用静脉注射药，可怀疑药物中毒；病毒性肝炎、药物性肝损害、胆石症的 ALT、AST 升高。

70. ABC 能够用来反映肝细胞损伤以及判断损伤程度的酶很多，目前临床上常用的有 ALT、AST 等，本题患者实验室检查 ALT 1178 U/L，AST 746 U/L。考虑肝细胞损伤。而碱性磷酸酶 ALP 测定主要用于诊断肝胆和骨骼系统疾病，是反映肝外胆道梗阻、肝内占位性病变和佝偻病的重要指标。血清学指标可以鉴别肝炎病毒的类型。甲胎蛋白（AFP）是诊断原发性肝癌的特异性肿瘤标志物。FABPs 在细胞内的作用是促进脂肪酸增溶、运输和新陈代谢。CK 是心肌中重要的能量调节酶，CK－MB 也以心肌含量最多。LDH 广泛存在于人体组织中，以肾脏含量最高，其次是心肌和骨骼肌。IgE 是一种分泌型免疫球蛋白，由鼻咽、扁桃体、支气管、胃肠黏膜等处固有层的浆细胞产生，是引起 Ⅰ 型变态反应的主要抗体。所以，为明确诊断应进行的实验室检测是血清 ALP、肝炎病毒的血清学指标、血清 AFP，这三项检查和肝脏有关系。

71. BE HCV RNA 定量、HCV 分型可对 HCV 进行病毒复制检测和分型。

72. ADEF 短时间急性溶血和大出血不会导致血小板减少。

73. ABCDF 血小板无降解凝血酶的作用。

74. DEF DIC、ITP、肝病会消耗血小板，导致血小板减少。慢粒、原发性血小板增多症、真性红细胞增多症、急性化脓性感染、大出血、急性溶血、外科手术后、脾切除等均可引起血小板数增多。

75. ABDE MDS 和血小板减少症可有大血小板增多。巨幼细胞贫血血小板亦可轻度减少，可见巨大血小板。

76. ABF 出血时间（BT）是指皮肤被刺破后出血到出血自然停止所需要的时间。它反映血管壁通透性、脆性和血小板数量、功能的试验。所以可以用于外科手术的出血筛选实验和抗血小板药物的监控，而不能用于凝血因子活性下降的判断。出血时间（BT）是血管壁和血小板的筛选试验，不能作为血友病和巨大血小板综合征诊断实验。出血时间（BT）试验是诊断 vWD 的重要指标之一。

77. ACDEF 出血时间测定是筛查血管与血小板相互作用有无异常的较为敏感的试验，通常用 WHO 推荐的模板法（TBT）或出血时间测定器法测定。由于试验条件要求高，皮肤切口的长度和深度固定、选择合适的穿刺部位、注意保暖等，测定结果较为准确；试验前 1 周应停用抗血小板药物，如阿司匹林、氯吡格雷等。Duke 法敏感性、准确性差，一般不选用。

78. ABCDF 心脑血管疾病不能单纯靠平均血小板体积测定来判断。

79. CDF 出血时间延长见于：①血小板数量异常，如血小板减少症和血小板增多症；②血小板质量缺陷，如先天性和获得性血小板病等；③某些凝血因子缺乏，如血管性血友病、低（无）纤维蛋白原血症和弥散性血管内凝血等；④血管疾病，如遗传性毛细血管扩张症等；⑤药物影响，如服用潘生丁（双嘧达莫）、乙酰水杨酸（阿司匹林）等。

80. BCG 患者女，52 岁，反复出现发热，关节肿痛，全身水肿，蛋白尿，4 年余，首先排除急性肾炎的诊断。BUN 26.8mmol/L，血钾 6.0mmol/L，血沉 98mm/h，CRP 升高，C3 降低，尿蛋白强阳性，血压 150/90mmHg。支持慢性肾衰竭的诊断。可能的原因是慢性肾炎和系统性红斑狼疮。

81. ABCDG 系统性红斑狼疮患者，ANA、抗 Sm 抗体可出现阳性，而类风湿关节炎患者抗 CCP 抗体可出现阳性，急性肾炎患者血清 ASO 水平显著升高，肾脏 B 超、肾穿刺活检可用于诊断与鉴别诊断。铜蓝蛋白是检测肝豆状核变性的，不是患者的特异性诊断和鉴别诊断。

82. BCFG 高滴度 ANA 主要见于系统性红斑狼疮，因此应优先做抗 dsDNA 抗体、抗 Sm 抗体、抗 SSA、SSB 抗体和狼疮抗凝物检验，用以明确系统性红斑狼疮的诊断。抗核周因子抗体、抗 CCP 抗体和抗角蛋白抗体主要用于类风湿关节炎的辅助诊断。

83. C 系统性红斑狼疮患者抗 dsDNA 抗体、抗 Sm 抗体阳性，尤其抗 dsDNA 抗体是判断系统性红斑狼疮是否活动的重要标志。

84. CDEFG 抗 dsDNA 抗体是判断系统性红斑狼疮是否活动的重要标志。系统性红斑狼疮处于活动期，血清补体大量消耗，因此血清补体水平显著降低。另外血清 CRP 水平和 ESR 是非特异性的活动性指标。

85. BCDG 长期服用抗菌药物会导致抗生素诱发的肠炎，常见有真菌、金黄色葡萄球菌、某些梭状杆菌、变形杆菌、铜绿假单胞菌等。

86. AEG 金黄色葡萄球菌在血培养基上可出现较大的 β 溶血环；难辨梭状杆菌在 CD 培养基上为白色或淡黄色菌落，不透明，边缘不齐，表面粗糙。真菌在普通培养基上菌落较小。大肠埃希菌在 MAC 上呈红色或粉红色菌落。草绿色链球菌在血平板上呈 α 溶血或不溶血。

87. ACDEF 青霉素、环丙沙星、庆大霉素、苯唑西林、万古霉素均为临床常用的针对致病性金黄色葡萄球菌的抗生素。

88. ADE 漏出液和渗出液可从多个方面进行鉴别。漏出液的特点有：淡黄色、浆液性：比重 < 1.015，蛋白质 < 25g/L，LD < 200U/L，有核细胞 < 100×10^6/L，非炎症性。

89. BCG 渗出液的特点是：黄色、血性、脓性或乳糜性，比重 > 1.018，蛋白质 > 30g/L，LD > 200U/L，可有炎症、肿瘤、化学、物理刺激，有核细胞 > 500×10^6/L。

90. ABCE 患者胸闷、气促，心率快，肝大，利尿剂治疗有效，表明心血管系统可能存在疾病，需做心电图、胸部 X 线片等检查；患者轻咳，咳少许白色黏痰，肺下部可闻及细湿啰音，而抗感染和抗结核治疗有一定效果，表明患者存在感染，应做胸部 X 线片。胸部 B 超可探明胸腔积液量。胸腔积液结核分枝杆菌培养可进一步确定是否为肺结核。患者无结缔组织病和浆细胞病的表现，暂时不必查抗核抗体、血清蛋白电泳和尿本 – 周蛋白。

91. AE 患者可能的疾病是感染性疾病和心血管疾病。

92. DFG 患者积液既有渗出液的特点，也有漏出液的特点，不能一概而论。第二次胸穿，积液为透明、鲜红色，而出血所致的积液应是浑浊的，故可能是服用利福平所致。患者抗结核治疗 10 天无效，应停用。抗感染和利尿治疗有效，应继续治疗。

93. BCDEF 患者宫颈出现新生物，且阴道不规则流血，有患宫颈癌的可能，宫颈脱落细胞学检查、阴道镜检查及活检、妇科 B 超和鳞状细胞癌相关抗原都应该检查，以尽早诊断和治疗。

94. ABC 人巨细胞病毒、人乳头瘤病毒、单纯疱疹病毒是目前认为与宫颈癌发生关系比较明确的微生物。EB 病毒与淋巴瘤的发生有关。

95. E 胞质丰富红染，细胞多形性明显，呈纤维形、梭形或不规则形是角化型宫颈鳞癌细胞学的特征性表现。

96. BCDEF 良性上皮细胞急性放射性改变包括细胞增大，可增大 1 倍以上，但核质比不大；核边增厚，核空泡变，染色质同质化，淡染；形成分叶核或多叶核等核畸形；可发生核碎裂、核溶解。癌细胞放射治疗后的改变是：胞质和胞核内出现空泡，核仁增大，也可呈空泡变性。

97. CDEF 针对疾病的已知突变可采用候选基因突变筛查法，先采用 PCR - SSCP、PCR 后直接测序方法，并可采用 PCR - RFLP 方法进行验证；对疾病未知突变可选用基因组扫描技术对基因进行定位，经典的统计学分析方法是连锁分析。

98. A 最常用的技术是基因组扫描技术，就是在基因组中每隔一定距离设立一个遗传学标记，然后通过生物统计学方法计算出每一个遗传学标记是否与特定的生物学性状相连锁。

99. ACDE 在同一条染色体上，2 个基因位点的物理距离彼此很近时，会作为一个整体由亲代传递给子代；同一染色体上 2 个基因座的等位基因 A/B 和 a/b，如果 Ab 一起传递给后代，为重组，AB 一起传递给后代，为连锁。

100. ACDEF LOD 法对连锁判断能力强，不仅能确定连锁程度，而且还可确定遗传距离。Z 值为正，表示 2 个座位连锁：Z > 1 为支持连锁，2 > 3 为肯定连锁；Z 值为负，表示 2 个座位可能不连锁：2 < −2 为否定连锁，如果 Z 值为负，−2 < Z < 1 要继续累积家系资料，直至 Z < −2 或 Z > 1。而 θ 值的意义为：θ ≤ 0.1 为紧密连锁，θ ≥ 0.2 为松弛连锁，0.1 < θ < 0.2 为中度连锁。